健身气功通用教材

健身气功·易筋经

国家体育总局健身气功管理中心 编

人民体育出版社

图书在版编目（CIP）数据

健身气功. 易筋经 / 国家体育总局健身气功管理中心编. —— 北京：人民体育出版社，2021（2025.5重印）
健身气功通用教材
ISBN 978-7-5009-6011-9

Ⅰ. ①健… Ⅱ. ①国… Ⅲ. ①气功—健身运动—教材② 易筋经(古代体育)—教材 Ⅳ. ①R214②G852.9

中国版本图书馆CIP数据核字(2021)第037121号

健身气功. 易筋经

国家体育总局健身气功管理中心　编
出版发行：人民体育出版社
印　　装：廊坊市蓝华印刷有限责任公司

开　本：787×960　16开本　　印　张：15.5　　字　数：188千字
版　次：2021年7月第1版　　印　次：2025年5月第5次印刷
印　数：16,001—19,000册
书　号：ISBN 978-7-5009-6011-9
定　价：43.00元

版权所有·侵权必究
购买本社图书，如遇有缺损页可与发行与市场营销部联系
联系电话：（010）67151482
社　　址：北京市东城区体育馆路8号（100061）
网　　址：www.psphpress.com

编委会

主　　任：郭洪峰
副 主 任：王玉龙　　辛　沂
编　　委：郭善儒　　陶祖莱　　宋天彬　　王若涛
　　　　　石爱桥　　虞定海　　刘天君　　杨柏龙
　　　　　崔永胜　　朱晓峰　　包文辉　　盖　超

首席顾问：陶祖莱
主　　编：石爱桥
副 主 编：崔永胜　　王良明
参编人员：项汉平　　雷　斌　　贾海如　　何　倩
　　　　　刘　聪　　孙　健　　华　桦　　李　萍
　　　　　曹佩芳　　张　超　　刘有缘　　柯雄文
　　　　　吴璋凡　　蒋　莹　　刘翊洁　　袁　点
　　　　　李常浩　　晁胜杰　　陈昌乐

总 序

气功作为中华民族的文化瑰宝，是一门研究自我身心和谐的学问。据现有资料考证，气功至少已有五千多年的历史。其源起与人类的形成同步，盛行于新石器时代。在春秋战国时代，与百家诸子的学说相结合，形成了完整的理论体系。秦汉以降，流行于社会多阶层。汉季，佛教东渐、道教兴起，气功实践与宗教修行相结合，之后在魏晋、隋唐以至明清，又经历数次繁荣昌盛的阶段。大量实践经验的积累，形成了健身气功独具特色的理论体系和丰富多彩的锻炼方法，数千年来为中华民族的繁衍生息作出了卓越的贡献。

进入21世纪，健身气功事业发生了翻天覆地的变化，开创了健身气功史上空前的良好局面。国家体育总局健身气功管理中心从挖掘整理优秀传统气功功法入手，并汲取当代最新的科学研究成果，先后编创推出了健身气功·易筋经、五禽戏、六字诀、八段锦和太极养生杖、导引养生功十二法、十二段锦、马王堆导引术、大舞等系列功法，积极引导群众开展健康文明的健身气功活动，满足广大群众日益增长的多元化健身需求。尤其是近年来，国家体育总局健身气功管理中心把健身气功与建设健康中国、体育强国和文化强国结合起来，注重与健康、文化等融合发展，加之《"健康中国2030"规划纲要》等系列国家政策的指引和新时代群众对美好生活愈加迫切地向往，学练健身气功的群众与日俱增，不仅形成了数以百万计的健身气功习练人群，精彩纷呈的健身气功活动在中国城乡开展得如火如荼，而且传播到境外众多的国家和地区，成为世界各国民众了解中国文化和分享健康生活的重要途径。

随着学练健身气功的持续深入，广大群众对健身气功的悠久历史和文化内涵全面了解的渴望愈加强烈，对隐藏于古老典籍中的气功健身原理奥秘的兴趣愈加强烈，对千百年来健身气功增进身心健康的经验方法的学习热情愈加强烈，对运用现代科学探索健身气功的研究成果的关注愈加强烈。然而，之前编写出版的健身气功·易筋经、五禽戏、六字诀等系列功法丛书，限于种种原因，仅对编创推广的各种功法进行了简要介绍，未能就功法功理等深层次问题进行系统阐释。为满足广大健身气功习练者的迫切需要，我们经过长时间的论证和酝酿，自2014年起陆续启动了健身气功系列通用教材的编撰工作。因为，健身气功推广普及虽然千头万绪，但关键环节是功法教材。建设什么样的功法教材体系，核心教材传授什么内容、倡导什么样的价值取向和学术导向，关系到健身气功的育人与育才，关系到健身气功的发展与昌盛，关系到中华文化的传承与升华。遗憾的是，健身气功至今尚无一套全面而系统的通用教材。经过专家学者们的审慎研究，此次编撰的系列通用教材，主要包括《健身气功导论》《健身气功发展史》《健身气功·易筋经》《健身气功·五禽戏》《健身气功·六字诀》《健身气功·八段锦》《健身气功·太极养生杖》《健身气功·导引养生功十二法》《健身气功·十二段锦》《健身气功·马王堆导引术》《健身气功·大舞》等。

时代是思想之母，实践是理论之源。健身气功绵延数千年，有其独特的文化内涵；新时期编创推广的各种健身气功功法，也有十几年的实践积累。此次编撰系列通用教材，既要加强对健身气功传统文化的挖掘和阐发，也要加强对实践经验的总结和提炼，更要善于聆听时代的声音，使健身气功养生文化与当代文化相适应、与现代社会相协调，把跨越时空、超越国界、富有永恒魅力、具有当代价值的文化精神弘扬起来，进一步推动健身气功创造性转化、创新性发展，激活其生命力，为解决人类健康问题贡献健身气功智慧和方案。这次编撰工作是以科技攻关的方式展开的。《健身气功导论》委托中国科学院力学研究所陶祖莱研究员撰写，主要是从中国传统文化与现代科学相结合的视角，探讨并系统阐释气功健身的基本原理、练功要素和实践指要等内容，从总体上论述了健身气功的共同规律和内容，是贯穿健身气功各功法的生命线。《健身气功发展史》委托国家体育总局体育文化发展中心和天津体育学院联合编撰，是以中国历史发展脉络为主线，着重阐述健身气功的历史演变进程和规律，旨在正本清源，更好地认知、继承和发扬健身气功养生文化。《健身气功·易筋经》等系列功法教材，均是委托原功法编创课题组负责编撰。各功法教材依据经典，征诸实践，分别从史、理、法、效、学、练、教、问等角度讲述各功法的奥秘，既有继承，也有发扬，特别是使过去很多难以言表的、只有靠师徒传授和反复领悟的内容跃然纸上，让学者有迹可循、有法可依，对初学健身气功具有指导意义，亦能指明向更高境界进取的途径。

行百里者半九十。中国汗牛充栋的古代典籍著作，正史之中虽屡见健身气功的蛛丝马迹，但鲜有专文论述，野史、稗史虽记述广泛，然往往浅而不确；历代医家经典虽多有专题论述，却多重其法而简其理、略其论；各家宗教修持秘典，资料虽丰，记述亦详，因或隐语连篇，或语言晦涩，或借喻累牍等缘故，要想挖掘气功健身之奥义，困难亦是颇巨。21世纪现代科学发展可谓迅猛，但面对人体这个复杂的巨系统，至今尚无法用现代科学理论完全解释气功健身养生的机理。何况，古人之思想、生活之环境、知识之背景、认知之方法，与今人已有迥然之别。因此，要想编撰一套适应新时代发展要求、立足中国传统文化、体现国际学术前沿的健身气功通用教材，需要各项目组付出更为艰巨、更为艰苦的努力。"为学之实，固在践履"。各项目组承担任务后，坚持解放思想、实事求是、与时俱进、求真务实，坚持辩证唯物主义和历史唯物主义，紧密结合新的时代条件和实践要求，以全新的视野深化对健身气功规律的再认识，进行了大量的文献检索考证和广泛的调查研究，分别组织了不同类型的教材研讨会，进行了多次集中封闭撰稿和教学实验，反复斟酌、几易其稿、精雕细琢，努力锤炼精品。与此同时，我们还邀请多位学术造诣较高的权威专家组建评审组，在立项评审、中期检查和结项评审等关键环节上严格把关，在编撰过程中积极出谋划策、提供咨询和建议，从而确保高质量编撰教材。值得一提的是，陶祖莱研究员为整套教材的框架设计和内容编写提供了宝贵的智力奉献。在此，我们由衷地感谢各项目组、专家评审组付出的辛勤劳动！

　　这次编撰教材是健身气功深化改革的一项重要举措。为保证系列教材编撰质量，采取分批启动、分批推出的方式。在编撰过程中，我们做了以下几方面的努力。一是守中学为体，以西学为用，运用集体的智慧，增强教材的科学性、人文性、民族性、时代性、系统性和实用性。二是尊重功法原创，融入最新研究成果，在理论内涵的挖掘、技术操作的规范上下功夫，注重功法体系建设，倡导健康生活方式。三是教材各自独立成册，方便学者阅读操作，并充分考虑受众面，力求把难懂的古代语言和现代科学术语尽量用通俗易懂的言语表达出来，既方便普通群众学练健身气功使用，亦可供练功已有相当基础者提高运用。编撰教材的同仁们，有心为普及和发展健身气功事业尽绵薄之力，但这毕竟是项全新的工作，向无蓝本可循，其编撰难度之大是可以想象的，又限于我们的水平和能力，肯定会有许多不尽如人意之处，敬请各界专家、学者和读者们给予批评和指正，使之能更好地为指导民众科学练功、增进身心健康发挥作用。

目 录

第一章 健身气功·易筋经功法概述 ……………………（1）

第一节 功法源流 ……………………（2）

一、易筋经的萌芽期……………………（2）

二、易筋经的成形与发展期……………………（5）

三、易筋经的崭新繁荣时期……………………（22）

第二节 功法特点 ……………………（24）

一、抻筋拔骨，刚柔相济……………………（24）

二、旋转屈伸，虚实相兼……………………（26）

三、开闭行气，疏通经脉……………………（27）

四、动息相随，形断意连……………………（28）

第三节 功理要旨 ……………………（29）

一、旨于易理，法于阴阳……………………（29）

二、易筋炼膜，内壮外强……………………（32）

三、揉脊练形，平和心神……………………（34）

第四节 健身效果 ……………………（37）

一、提柔促稳，改善体质……………………（37）

二、强肌减脂，健心调神……………………………………（38）

　　三、增强免疫，抗郁抑焦……………………………………（40）

　　四、健脑益智，益寿延年……………………………………（42）

第二章　健身气功·易筋经功法功理…………………………（45）

　第一节　功法基础……………………………………………（46）

　　一、手型………………………………………………………（46）

　　二、步型………………………………………………………（49）

　　三、呼吸………………………………………………………（52）

　　四、意念………………………………………………………（53）

　　五、站桩………………………………………………………（56）

　第二节　功法操作……………………………………………（62）

　　预备势…………………………………………………………（63）

　　第一式　韦驮献杵第一势……………………………………（65）

　　第二式　韦驮献杵第二势……………………………………（69）

　　第三式　韦驮献杵第三势……………………………………（73）

　　第四式　摘星换斗势…………………………………………（78）

　　第五式　倒拽九牛尾势………………………………………（83）

　　第六式　出爪亮翅势…………………………………………（90）

　　第七式　九鬼拔马刀势………………………………………（95）

　　第八式　三盘落地势…………………………………………（104）

　　第九式　青龙探爪势…………………………………………（110）

第十式　卧虎扑食势…………………………………（118）

　　第十一式　打躬势……………………………………（130）

　　第十二式　掉尾势……………………………………（136）

　　收势……………………………………………………（143）

第三章　健身气功·易筋经学练指导……………………（147）

第一节　学练方法……………………………………（148）

　　一、明悉步骤，学练规范……………………………（148）

　　二、注重体悟，三调合一……………………………（151）

　　三、修心养性，合于自然……………………………（152）

第二节　习练要领……………………………………（153）

　　一、精神放松，身形中正……………………………（153）

　　二、呼吸自然，自然呼吸……………………………（154）

　　三、以人为本，循序渐进……………………………（157）

第三节　练功阶段……………………………………（158）

　　一、学法筑基，建立概念阶段………………………（159）

　　二、融会阴阳，体悟要领阶段………………………（160）

　　三、形神俱妙，融入生活阶段………………………（162）

第四节　练功须知……………………………………（164）

　　一、功前须知…………………………………………（164）

　　二、功中须知…………………………………………（166）

　　三、功后须知…………………………………………（168）

四、日常须知……………………………………………（170）

第五节　教学须知……………………………………………（171）
　　一、明确教学目标……………………………………（171）
　　二、遵循教学原则……………………………………（173）
　　三、合理运用教学方法………………………………（177）
　　四、创设良好教学环境………………………………（179）

第四章　健身气功·易筋经答疑解惑……………………………（181）
　　一、"易筋经"名称的内涵是什么？……………………（182）
　　二、为什么要"易筋"？…………………………………（183）
　　三、《易筋经》包含哪些文化元素？……………………（183）
　　四、达摩为何许人？与《易筋经》有何关联？…………（184）
　　五、紫凝道人为何许人？与《易筋经》有何关联？……（184）
　　六、《易筋经》与武术文化有何关系？…………………（185）
　　七、健身气功·易筋经有何独特之处？…………………（185）
　　八、健身气功·易筋经健身价值有哪些？………………（186）
　　九、如何做好"韦驮献杵第一势"中"以肩带臂"动作？
　　……………………………………………………（186）
　　十、"韦驮献杵第一势"掌根为何要与膻中穴同高？……（187）
　　十一、如何做好"韦驮献杵第二势"的"内劲推掌"？
　　……………………………………………………（187）
　　十二、"韦驮献杵第三势"为何要下颌微收？……………（187）

十三、"摘星换斗势"中如何做到目视掌心、意注命门？
………………………………………………………………（188）

十四、"摘星换斗势"有何作用？………………………（188）

十五、"倒拽九牛尾势"的两臂拽拉应该如何用力？……（189）

十六、如何理解"倒拽九牛尾势"两臂拽拉与伸展
的健身原理？…………………………………（189）

十七、"出爪亮翅势"中"亮翅"的关键是什么？……（190）

十八、"出爪亮翅势"中双掌立于云门穴处有何作用？
………………………………………………………………（190）

十九、"九鬼拔马刀势"中两臂如何用力？…………（191）

二十、"九鬼拔马刀势"是否只起到拉伸背部的作用？
………………………………………………………………（191）

二十一、"三盘落地势"的作用功理是什么？………（192）

二十二、体弱有病者如何习练"三盘落地势"？………（192）

二十三、"青龙探爪势"对于肝脏有何功用？…………（193）

二十四、"青龙探爪势"握固于章门穴有何作用？………（193）

二十五、"卧虎扑食势"十指着地时为何要抬头、
挺胸、塌腰？…………………………………（194）

二十六、"卧虎扑食势"为何有高、低两种姿势？……（194）

二十七、"打躬势"的体前屈是如何用力的？…………（194）

二十八、"掉尾势"是否双手一定要触地做摇头摆尾
的动作？………………………………………（195）

二十九、如何理解"掉尾势"的健身意义？……………（195）

三十、习练健身气功·易筋经时为何舌抵上腭？…………（196）

三十一、什么是"握固"？"握固"有何作用？…………（196）

三十二、习练健身气功·易筋经为何要求刚柔相济、
用力适度？…………………………………（197）

三十三、习练健身气功·易筋经为何要求形神合一？……（198）

三十四、健身气功·易筋经练习为何强调练养相兼？……（198）

三十五、健身气功·易筋经习练如何把握"松"与
"紧"的关系？………………………………（199）

三十六、健身气功·易筋经习练中如何调心？……………（199）

三十七、健身气功·易筋经如何做到三调合一？…………（200）

三十八、健身气功·易筋经是否能单个动作练习？
一天练习几遍合适？…………………………（201）

三十九、习练健身气功·易筋经配合音乐有何作用？……（202）

四十、健身气功·易筋经适合什么样的人群习练？………（202）

四十一、什么样的身心状态下不宜习练健身气功·易筋经？
………………………………………………（203）

四十二、吃饭前后是否能习练健身气功·易筋经？………（203）

四十三、习练健身气功·易筋经前是否能做剧烈运动？
………………………………………………（203）

四十四、冬天早晨太阳尚未出来就起床练功是否科学？
………………………………………………（204）

四十五、习练健身气功·易筋经是否需要选择方向？……（205）

参考文献……………………………………………………（206）

附录一　人体经络穴位图…………………………………（210）

附录二　人体脏腑图………………………………………（224）

附录三　人体浅层肌肉图…………………………………（225）

附录四　人体骨骼图………………………………………（227）

第一章 健身气功·易筋经功法概述

第一节 功法源流

易筋经是中国传统健身养生的经典功法。它集导引养生、传统武功、阴阳易理于一体，千百年来广泛流传并备受各界瞩目，在中华传统健身养生文化中占据着十分重要的地位。从现存文献来看，易筋经的发展可概括为三个阶段：第一个阶段是宋代以前，属于易筋经的萌芽期；第二个阶段是明清以降，属于易筋经的成形发展期；第三个阶段是中华人民共和国成立以后，特别是随着健身气功·易筋经的编创推广，易筋经进入崭新的繁荣期。

一、易筋经的萌芽期

易筋经虽渊远流长，但到底是何人何时所创，由于文献阙如，目前尚无定论。从宋代以前的文献材料中，我们可隐约看到易筋经的线索。

导引术的繁荣为易筋经奠定了功法技术基础。从庄子时代开始，导引之术开始繁荣发展，渐形成蔚为大观的导引养生文化。《庄子·刻意》曰："吹呴呼吸，吐故纳新，熊经鸟伸，为寿而已矣。此导引之士，养形之人，彭祖寿考者之所好也。"导引术从先秦发展到汉代，出现了一次大繁荣。从《引书》《马王堆导引图》《黄帝内经》《汉书·艺文志》中《黄帝杂子步引》和《黄帝岐伯按摩》等导引书籍的著录中，可以看到导引术在那个时代的盛况。特别是在西汉初年的《引书》《马王堆导引图》中，已经能窥视到后世易筋经的影子。《引书》中：

"大决者，两手据地，前后足出入间。

猿据者，右手据左足，挢左手负而附左右。参背者，两手奉，引前两旁拊（推）之。

復鹿者，挢两手，负而附，极之。

两手奉尻，句头，揊（按摩）之，头手皆下至踵，三而已。"

不难看出，这些动作与易筋经、易筋经十二势中的一些动作或多或少都有几分相似。《马王堆导引图》中44个练功图与易筋经十二势相比，也能发现很多相近的动作元素。魏晋南北朝时期，道家文献如《抱朴子》《黄庭经》《养性延命录》等书中记载了大量的导引按摩之术，有些按摩术已经开始使用器械。如南北朝时期，"山中宰相"陶弘景撰写的《养性延命录》中对以杖导引治疗疾病的术势做了专门的记载，其文曰：

"平旦便转讫，以一长柱杖策腋，垂左脚于床前，徐峻尽势，挈左脚五七回，右亦如之。疗脚气，疼闷，腰肾冷气、冷痹及膝冷，并主之。日夕三挈弥佳。勿大饱及忍小便挈，如不用拄杖，但遣所挈脚不着地，手扶一物得。"

天一亮就起床，用长杖顶住腋下，左脚垂下，用力导引牵拉左脚35次，换右脚。作用：可以治疗脚气，胸闷，腰、膝、脚寒冷之病。注意：一天3次效果更好，但是不能大饱时练，不能忍着小便练习。如果没有合适的杖，就用手扶着一个东西，让导引的脚不着地进行练习。后世的《续仙传·卷上》曰："或人有告疾者，湘无药，但以竹拄杖打痛处。取腹内及身上百病，以竹杖指之，口吹杖头如雷鸣便愈。其患脚膝腰背驰曲，拄杖而来者，亦以竹杖打之令放拄杖，应手便伸展。"用杖拍打痛处治疗疼痛，用口吹竹杖震动内脏以疗疾，用杖拍打治疗脚疼腰酸等疾病。养生家以杖拍打练功，这与《易筋经》功法中以杖拍打使筋膜腾起，可谓是一脉相传。

隋唐医家文献如《诸病源候论》《千金方》等著作中也都载有丰富的导引内容。《千金方》中记录了一则天竺按摩法，共18势，就内容而言与传统的中国导引法差别不大，其中几个动作和易筋经十二势颇有几分相似：

"两手抱头，宛转䏶上，此是抽胁。
两手据地，缩身曲脊，向上三举。
两手拒地回顾，此是虎视法，左右同。"

隋唐设置导引按摩博士的官方推广，对导引之术在当时的传播具有深远影响。可以说，易筋经、易筋经十二势中的大部分动作都能够从这些导引术式中找到原型或者相近的形态。唐宋时期，在道教人士的推动下，内丹术大行于世。钟离权的《灵宝毕法》、司马承祯的《传道集》、张伯端的《悟真篇》等著作，以及全真派的产生与发展，让内丹之学成为道家的显学。易筋经中的一些修炼方法与内丹法也有诸多联系。

佛家思想对易筋经的传播和发展也起到了重要的作用。一些《易筋经》版本的序言中记载"达摩创易筋经"。达摩，在南北朝时期来到中国传法，为中国禅宗初祖。当时国人对他所传的禅法褒贬不一，直到中唐前后，禅宗才成为汉传佛教的主流。之后，达摩在佛家的地位逐渐升高，其形象也被构建和完善。通过现在的文献来看，在达摩入华的早期材料中并没有他擅长武术的记载，载其擅长武术的文献到宋代才多起来。北宋时人张君房所编《云笈七签》中有一段达摩擅长导引的文字记载。观其内容，是为道教导引行气之术，应为崇道之士借达摩传法。达摩与少林武术广泛产生联系则是明清以后的事了。另外，易筋经十二势之前三式——"韦陀献杵势"，名称来源于佛家的韦陀神。韦陀，又称韦陀天、韦陀菩萨，从唐代道宣律师撰写《道宣律师感通录》之后，韦陀菩萨在民间的影响渐大，最后演变成为中国寺院中主要的降妖除魔护法天神。这也是后世用"韦陀献杵"为易筋经十二势动作命名的重要原因。

二、易筋经的成形与发展期

明清至民国，易筋经成为一个具有广泛影响力的养生、武学体系，这一时期出现了大量的《易筋经》专著，以及著名的易筋经十二势系列功法。

早期《易筋经》版本均为专论易筋经的著述，且以武功类为主。如国家图书馆藏的晚明时期的西谛本《易筋经义》，日本公文书馆藏的明末清初的沈校本《易筋经》，台湾"中央"图书馆藏的清初述古堂本《易筋经》。随后出现的《易筋经》文本有的加入了导引养生篇章，有的则被收录在包括多种养生功法在内的养生合辑之中，多偏于强调其导引养生功效。如咸丰八年（1858）吴县人潘霨刊印的《卫生要术》、王祖源于光绪七年（1881）在《卫生要术》基础上刊印的《内功图说》、光绪十年（1884）重刻的专论养生导引术的《易筋经义服气图说》、光绪二十一年（1895）周述官编印的18卷本《增演易筋洗髓内功图说》、1920年席裕康的集多种养生功法的《内外功图说辑要》等。这些合辑并没有对早期《易筋经》专著进行全盘收录，它们有些舍弃了《易筋经》中关于武术功法的内容，仅对其中专于养生的部分进行摘录。如《卫生要术》中所录《易筋经》实际只是来章氏本中的"十二势图"及其口诀，《内功图说》则与《卫生要术》内容完全一样。《增演易筋洗髓内功图说》内容更是庞杂，主旨也在于导引养生。1917年上海大声书局出版了《少林拳术精义》，此书以易筋经为主体内容，另加入了许多武术功法，在内容上多有变动，突出了易筋经的武术价值功效。总体来说，《易筋经》的流传分为武功、导引两条相互区别又相互联系的道路。

（一）武功《易筋经》

早期的《易筋经》著作中，武功类的篇章较多，通过易筋经的训练，最后可以"其臂腕迥异寻常，以意努之，硬如铁石。并其指，可贯牛腹；侧其掌，可断牛领；努其拳，可碎虎脑。皆小用之技也"。武功类的易筋经，其锻炼内容可分为筋膜论、功夫论两大类。筋膜理论在练功中的应用是易筋经的重要特色。如西谛本《易筋经》有"膜论"篇载：

"髓骨之外，皮肉之内，以至五脏六腑，无处非筋，亦无处非膜。膜较于筋，膜为稍软；膜较于肉，膜为稍劲。筋则分缕，半附骨肉；膜则周遍，附着骨肉，与筋有分，其状若此。炼筋则易，炼膜则难。盖修炼之功，以气为主。天地生物，气之所至，百物生长。修炼气至，筋膜齐坚。

然而，筋体虚灵，气至则起；膜体沉浊，气不倍充，不能发起。炼至筋起之后，必宜倍加功力，务候周身膜皆腾起，与筋齐坚。外著于皮，并坚其肉，始为气充，始为了当。不则，筋为助，譬犹植物无培无土，匪日全功。"

筋膜的修炼是易筋经的一个重要手段和目的。这篇"膜论"介绍了筋膜的特点、与气的关系、修炼的步骤等。《易筋经》大多数版本在其书开头处都有"膜论"一篇，其内容大体相似，大意为通过一定的步骤和方法达到"筋膜腾起"的效果。

功夫论，主要记述了易筋经具体的练功方法、注意事项、练功效果等。其中功法比较丰富，有按揉功、拍打功、运力运气功等。按揉法，可谓修炼易筋经的筑基功夫，用时很长，练法精微。述古堂本《易筋经》之"揉法"载：

"谚语有云：'筋骨磨厉，而后能壮。'惟此揉法，磨厉之义也。其则有三。

一曰，春月起功。盖此炼法大约三段，每段百日。初行功时，必解襟；次段功，必须现身，宜取二月中旬；下功为始，向后渐暖，乃为通变。

一曰揉有定式。人之一身，右气左血。凡揉之法，宜向右边推向于左，是谓推气入于血，分令其通融。又取胃居右，揉令胃宽，能多纳气，而又取揉者右掌有力，便用不劳。

一曰揉宜轻浅。凡揉之法，虽曰人功，宜法天义。天地生物，渐次不骤，气至自生，候至物成。揉者法之。但取推荡，徐徐往来，勿重勿轻，久久自得，是为合式。设令太重，必伤皮肤，则生痱痛；太深，则伤于肌肉，筋膜必生肿热，两无是处。"

关于按摩的手法，《素问·至真要大论》曰："坚者削之……摩之浴之。"摩法就是用手掌指腹轻轻附在上面回旋按摩。上文列举三个揉的原则。第一个原则，揉功要分为三阶段练习。揉功需要百天三个阶段才能成功。第一阶段，一月开始，揉时把衣服松开；第二阶段，二月中旬开始，行功时要脱掉上衣；第三阶段，要根据个人、环境的情况而定。第二个原则，揉的方向从身体右边推向身体左边。第三个原则，揉法要轻浅适中。

用木杵、木槌拍打法。拍打法是易筋经的另一个重要功法，用以壮功、成功。木杵、木槌长度和取材都有规定。拍打之火候非常重要，过轻无用，过重损功。西谛本《易筋经·木杵、木槌式》曰：

"木杵、木槌皆以坚木为主，其最降真，其次文楠、紫檀、花梨、铁栎、白檀，皆堪制用。杵长六寸，中径寸半，顶圆而微（尾）尖，即为合式。槌长一尺，围圆四寸，把细顶粗，其粗之中处略高少许。取其高处着肉，而两头尚有空闲，是为合式。"

因为杵、槌有棱角，不能很好地拍打身体的细节，故用石袋拍打以辅助之。"木杵、木槌用在肉处，骨缝之间悉宜石袋。石取圆净，全无棱角，大如蒲桃"。关于拍打的火候，每阶段的行功都有不同的要求。如百日筑基功之后，拍打两肋处要十分谨慎：

"功逾百日，气已盈满天地之间，充塞周遍。譬之涧水拍岸，浮堤稍加决导，则奔放他之，无处不到，不复涧矣。当次之时，切勿用意引入四肢；所揉之处，切勿轻用槌、杵捣打。略有引导，则入四肢，即成外勇，不复归来行于骨里，不成内壮矣。"

不知拍打分寸，内功就变成了外功。可见练功是一件非常精细的功夫，需时刻注意把握火候。

筋膜之气充盈、内功完成之后，还可以把内功引导、运用于外，许多《易筋经》著作中就记载了运功的方法。如西谛本《易筋经·外壮神勇八段锦》曰：

"内壮既得，骨力坚凝，然后方可引达于外。盖以其内有根基，由中达外，方为有本之学。炼外之力，盖此八法：曰提、曰举、曰推、曰拉、曰揪、曰按、曰抓、曰坠。依此八法，努力行之，各行一遍，周而复始，不计其数，亦准六香，日行三次，久久成功。力充周身。用时，照法取力，无不响应，骇人听闻。古所谓手托城闸、力能举鼎,俱非异事。其八法,若逐字单行,以次相及,更为精专,任从其便。"

这里把提、举、拉等八种用力的方法称之为"八段锦"。练成之后可以"手托城闸、力能举鼎"。来章氏《易筋经》本还记载了一个专门的运力运气的方法:

"其法:用意蓄气,周身处处,初立运之。立必挺直,彻顶踵,无懈骨。卷肱,掌指稍屈,两足齐踵,相去数寸,立定;两手从上如按物难下状,凡至地转腕,从下扛物难上,过其顶;两手则又攀物难下,而至肩际转腕,掌向外,微拳之,则卷肱,立如初,乃卷两肱开向后者三,欲令气不匿膺间也……

凡用势左右,必以其脊,但凡蓄气,必迄其功。凡工日二三,必微饮后及食后一时行之。行之时,则以拳遍自捶,勿使气有所不行。时楂五指捣户臂,凡按久,而作木石声。为作屈肘前上之,屈拳前上之。卧必侧面,上手拳而杵席作卧,因其左右,其拳指握固。"

此套运气法共有十二势,八个运气动作,一个预备势和三个收势。这个十二势运气法与易筋经十二势从外形来看不尽相同,其练习方法也有所区别。宣统三年(1911)梁士贤编辑的《全图易筋经》以及民国时期很多《易筋经》版本都记载了"易筋经十二大劲"功法,其中第一势:

"面向东立，首微上仰，目微上视，两足与肩宽窄相齐，脚站立不可前后参差，两臂垂下，肘微曲，两掌朝下，十指尖朝前，点数七七四十九字，十指尖想往上跷，两掌想往下按，数四十九字，即四十九跷按也（图1）。"

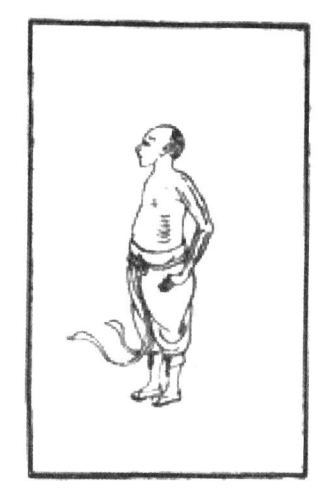

图1 《全图易筋经》第一势配图

共有十二个动作，所以被称为"十二大劲"。民国以来，易筋经十二大劲功法流传甚广，不少武者都传习此法，号称可得大力大劲。《易筋经外经图说·外壮练力奇验图》曰："此练力练气运行易筋脉之法也。务须严谨有恒，戒酒色。日夜行五、六、七次，工无间断，食饭四五顿。专心练习至百日，能长千斤之力，此指少壮者言也。即软弱无力之人，亦可练至五六百斤。倘年老静气不足者，肯如法操练，日行二三次，亦能健食延年，除一切疾病。"可见当时人对十二大劲的推崇。

（二）导引之术《易筋经》

《易筋经》早期的本子中已有很多导引吐纳之术，清代中期以来的诸多版本中有关导引养生的篇幅逐渐增加，特别是易筋经十二势的出现和传播，更加让易筋经以导引吐纳之术的鲜明形象面向世人。

早期《易筋经》中的导引理论和术势。早期《易筋经》虽然以武功为主，但是其练功的指导思想却又来自导引之术。西谛本《易筋经·内壮论》：

"凡炼内壮，其则有三。

一曰守中。此道炼法，专于积气，下手之要，妙于用揉。凡揉之时，解襟仰卧。手掌着处，其掌下胸腹之间，即名曰'中'。惟此中，乃存气之地，应须守之。须含其眼光，凝其耳韵，匀其鼻息，缄其舌气，四肢不动，一意冥心，存想中处。先存后忘，渐渐至于如如不动，是名曰'守'，是云合式。盖揉在于是，守在于是，则一中精气与神俱往于是。久久积之，自成无量无边功德。设有杂念纷纭，驰情世务，神气随之而不凝注，虚所揉矣，无有是处。

一曰万勿及他。人身之中，精神气血不能自主，悉从于意，意行则行，意止则止。守中之时，一意掌下，是为合式……

一曰待其充周。凡揉与守，所以积气。气既积矣，故精神、血脉悉附之。守而不驰，揉而且久，气惟中蕴，而不旁溢……"

此篇尽为导引之法，不论其术语，还是其中的修习方法。"守中""积气"都是导引术中非常重要的术语和概念。揉法本身也是导引按摩中的一个重要手法。"须含其眼光，凝其耳韵，匀其鼻息，缄其舌气，四肢不动，一意冥心，存想中处"，即为导引术中"意守丹田""精神气血不能自主，悉从于意，意行则行，

意止则止",是为导引气血之法也。述古堂本《易筋经·日精月华》曰:

"采咽之法,日取于朔,谓与月初交,其气新也;月取于望,谓金水满盈,其气旺也。……取于日朔,宜初出时登高默对,调匀鼻息,细吸光华,令满口,闭息凝神,细细咽下,以意送之,至于中宫,是为一咽。如此七咽,静守片时,然后起行,任从应酬。"

这里用的是吐纳法的一种,也叫"食气法",食气主要的目的即纳其生气、避其死气,以接受天地自然万物的精华之气,以长养己身。《易筋经·初月行功法》也说:"当揉之时,冥心内观、守中存想,勿忘勿助,意不他驰。"用的也是意守法。《易筋经》的这种融合,也反映了这一时期是中国武功和导引的一个关键的发展期,可谓导引术的又一个辉煌时期。

"易筋经十二势图"的发展流变。早期《易筋经》版本里并没有十二式,直到道光年间的来章氏《易筋经》本中才附了"易筋经十二势图"。从现有的版本来看,被世人视为易筋经标志性功法的"易筋经十二势图"最早出现于清代来章氏版本中(图2)。

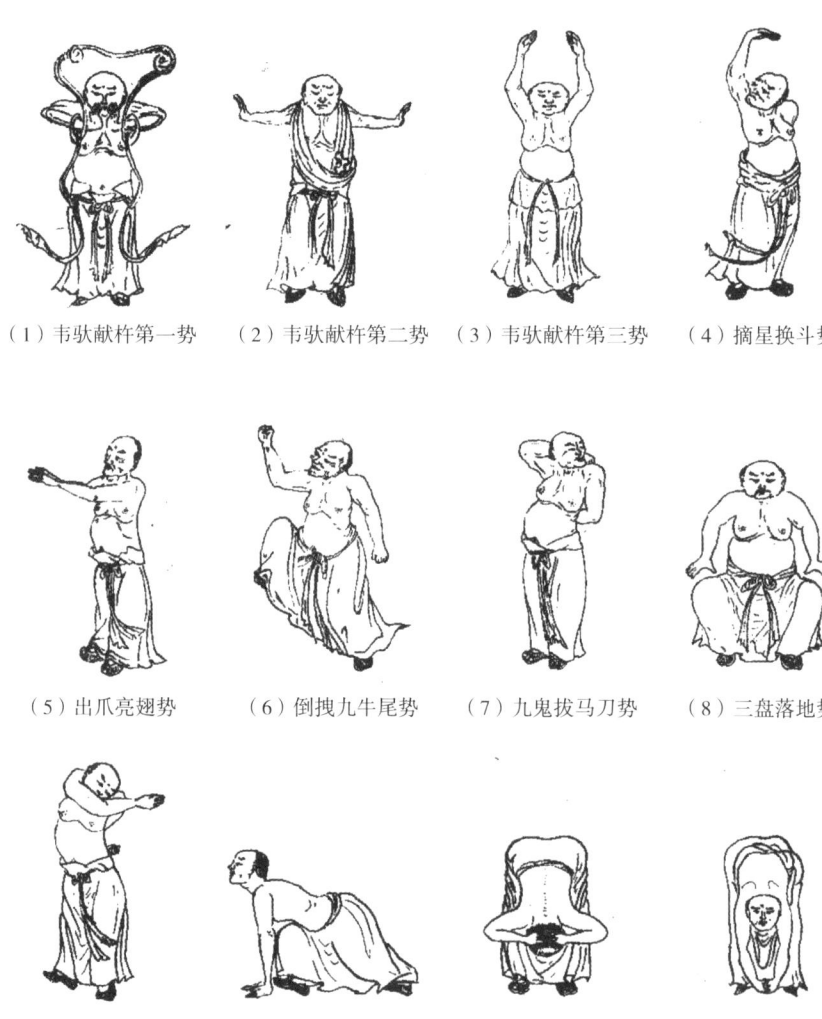

(1) 韦驮献杵第一势　(2) 韦驮献杵第二势　(3) 韦驮献杵第三势　(4) 摘星换斗势

(5) 出爪亮翅势　(6) 倒拽九牛尾势　(7) 九鬼拔马刀势　(8) 三盘落地势

(9) 青龙探爪势　(10) 卧虎扑食势　(11) 打躬势　(12) 掉尾势

图2　清代来章氏版本"易筋经十二势图"

在此之前，从已经发现的版本中并不见此"十二势图"。在此之后的一些文本中多收录有十二势图，但动作各有变化，不尽一致；图示人物也略有差异，僧俗不一。从"易筋经十二势图"的内容看，与其前面"贾力运力势法"一篇倒是有几分相似，但也不像直接摘录，而是经过一些改编与演化。如"韦陀献杵势"三式与前三式有些相似，"出爪亮翅势"与第四式相似，另外，"倒拽九牛尾""三盘落地""青龙探爪""卧虎扑食"等与文中的描述也或多或少都有几分相似。《易筋经》中的"膜论""揉"法、十二月行功方法等，在"易筋经十二势"的动作中基本没有体现。"易筋经十二势图"后面的行功解说与《易筋经》的练功精神相一致，都以导引养生的理论方法作为指导。如"易筋经十二势图"要求行功时要冥心静气，如"将欲行持，先须闭目冥心，握固神思。……必以神贯意注，毋得徒具其形。若心君妄动，神散意驰，便为徒劳其形，而弗获实效"。

现在流行的"健身气功·易筋经"十二势，主要是按照清代潘霨《卫生要术》中的十二势图创编（图3）。

健身气功·易筋经

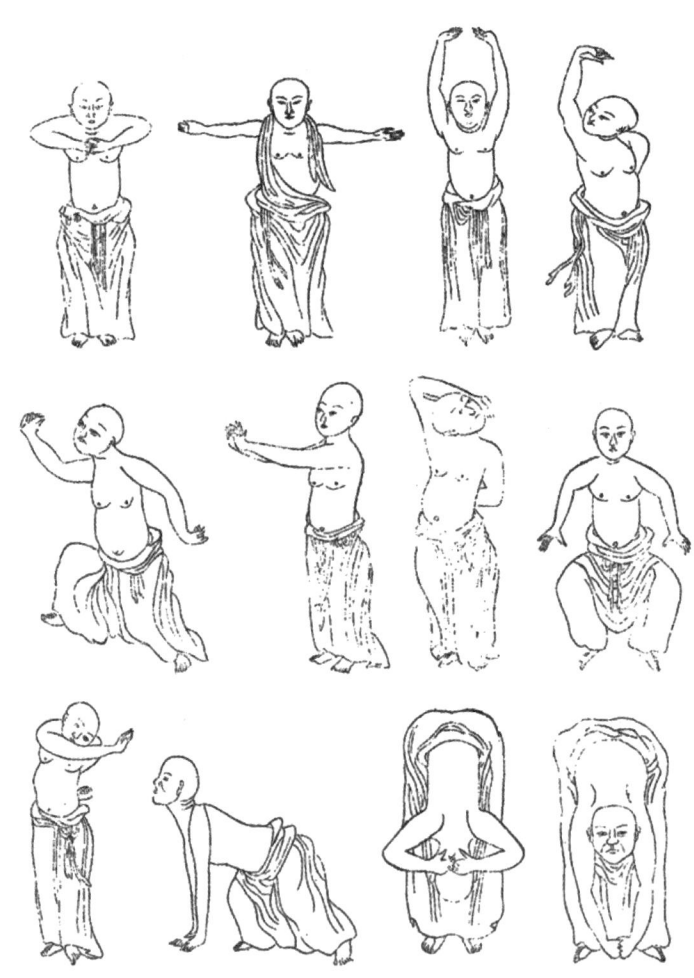

图3　清代潘霨《卫生要术》中的易筋经动作图示

由图可见，来章氏本中的"易筋经十二势"与潘霨《卫生要术》中的"易筋经十二势"在人物形象和衣着上有所差异，动作基本一致，仅韦驮献杵第二势，来章氏本中两手为竖掌，《卫生要术》中两手为仰掌；另外，出爪亮翅势和倒拽九牛尾势，在两个版本中的顺序相互调换。除了这两个版本，"易筋经十二势"在其他版本中也存在不同。如在周述官《增演易筋洗髓内功图说》中，录用了《卫生要术》中的十二势图示及口诀，并将其命名为"韦驮劲十二势图说"，两者不同之处在于：青龙探爪势，《卫生要术》中侧出之手为掌，《增演易筋洗髓内功图说》中侧出之手为拳。除此之外，《增演易筋洗髓内功图说》中从第三至十七卷列有正身、侧身、半身、屈身、折身、纽身、倒身、翻身、行身、坐身、定身、卧身诸图，这些动作图示很多与"易筋经十二势"动作类似，有些在一定程度上补充了"易筋经十二势"图中所没有的反方向动作，如倒拽九牛尾势、青龙探爪势、卧虎扑食势（图4）。

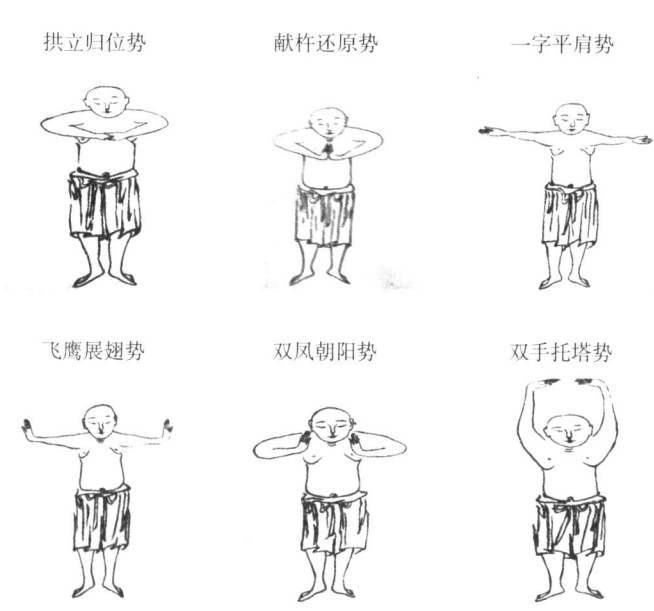

健身气功·易筋经

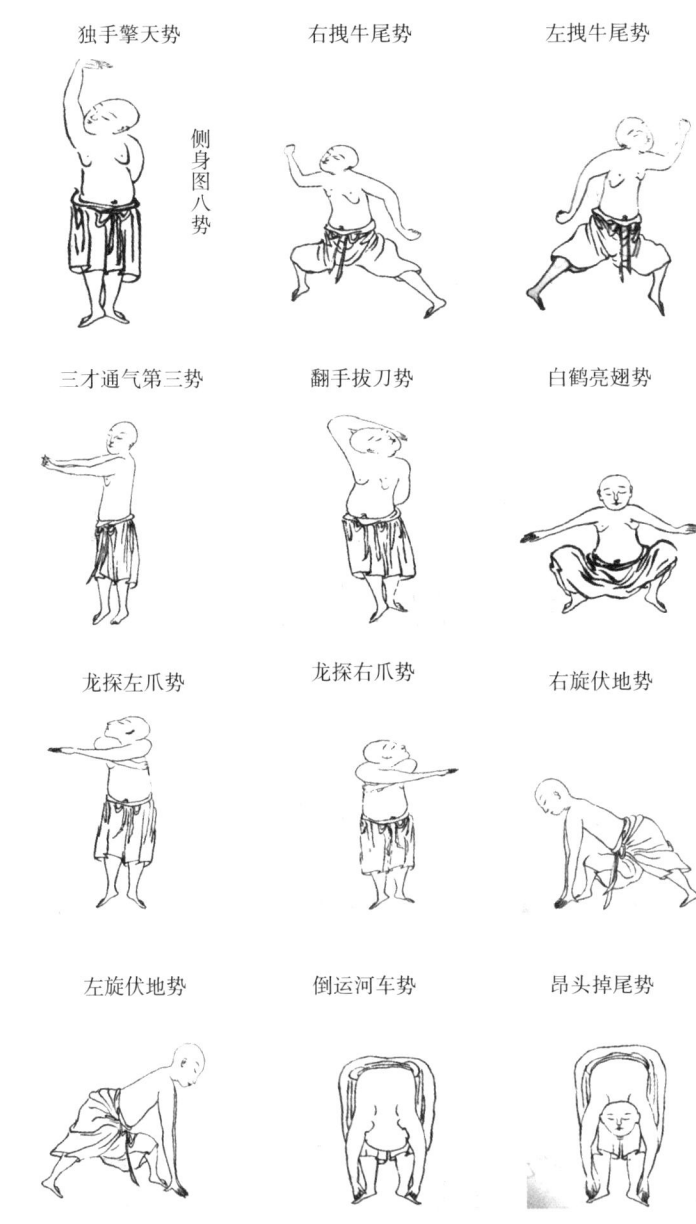

图4 清代周述官《增演易筋洗髓内功图说》部分动作图示

很多版本中摘录了易筋经十二势图和简单的口诀，但并没有详尽解说如何锻炼。周潜川先生在《气功药饵疗法与救治偏差手术》的"少林派的达摩易筋经十二式"中进行了详细说明。文中载他学习"易筋经十二式"于黄箴老（成都道人，资料不详，盖于20世纪40年代周潜川隐居峨眉山时的老师），并考证此功法源于王祖源的《内功图说》。如第一式口诀："立身期中正，环拱手当胸。气定神皆敛，心诚貌亦恭。这口诀的意思是说开始练功，第一项的操作，要把身体端正直立，不能偏倚偏斜，不能用劲，全身放松。要想做到这项要求，必须先把'地盘'站好，解决脚下'立'的问题。两脚不可并踵站立着，一经并立，脚下气机发动，就会有劲，反而紧张不会松软了。因此，必须两脚相距约一尺二三寸的距离，最好以本人的脚为标准，两只脚的距离等于一只脚的长度。同时后踵和脚尖必须看齐，两脚的内侧空档里，立成一个长方形的样子。第二项操作，要把脊柱竖立端直，不可弓背弯腰，把两肩的'肩髃穴'（即肩的尖端处），微微向上略抬三四分高，则脊柱就会自然笔直，而不带一点强硬的滋味。第三项操作，两眼半睁半闭，平视正前方，这样可以收到澄心和敛神的作用，因为'眼上视则心神上浮，眼下视则心神下降'，不得平衡。第四项操作，两手顺应自然地下垂，轻贴大腿的外侧。第五项操作，运动垂着的两手同时从下向正前方慢慢向胸前抬起，先伸后屈，两掌心相对，缓缓向胸前收拢，距胸前约一拳停止，把两掌相接'合十当胸'，与两乳之间的'膻中穴'相对。这样能使肺脏上下左右'位置适中'，升降开合、呼吸合度，从而达到'气定'的要求。气机能定，则心境澄清，神意内敛了。"

文中把易筋经十二势的每一个口诀都做了详尽的解释，既有肢体动作的路线，也有口诀原理的阐发，让习练者可以在口诀和解释的双重帮助下进入易筋经十二势实践操作的大门。对易筋经十二势的传播起到了很大的作用。

《易筋经》中的房中之术。早期《易筋经》本子之中还有房中之术的修习方法，如西谛本、述古堂本、来章氏本等。"下部行功法""行功禁忌""下部洗药方""用战"等篇幅都是关于房中的内容。房中之术至少从汉代就开始盛行，概要为房中前后通过一定方式的运气导引，以及特定的保养方法达到嗣子养生的目的。房中之术在流传过程中起到一定的作用，但也有一些弊端。

（三）易筋经与少林寺

易筋经与达摩的关系。在大众的心中，易筋经与达摩关系密切，或者直接认为达摩创作了易筋经。究其原因，与早期《易筋经》中"李靖"和"牛皋"的两篇序文关系很大。署名"李靖"的序文描述达摩面壁悟道而创《易筋经》，以及《易筋经》从达摩到唐代的流传情况。"牛皋"之序通过岳飞被奸臣所害的故事，描述了《易筋经》在岳飞、牛皋间的传承。不过，从清代凌延堪、周中孚，到民国学者徐哲东、唐豪，至当今学人周伟良，都已经对两篇序文的作伪问题进行了诸多考证，都认为这篇序是宋代以后的人所伪托。从达摩在中国的影响看，其形象在中国古代也是一个逐渐构建完善的过程。魏晋南北朝时期的文献中还没有发现达摩是武功、导引的高人，宋代以后，特别是明代以来，文献中的达摩才与武术产生紧密联系。早期《易筋经》版本中的大部分内容都与武功、导引有关，并且还有一定比重的房中之术，所以，达摩直接创造易筋经的可能性不大，但也不能排除达摩在传授弟子禅坐时可能教授过一些天竺导引与中国导引相结合的动作。

易筋经与少林寺的关系。很多人认为，易筋经即为少林寺功夫，为内功绝学。从《易筋经》记载的筋膜理论、导引（房中）、武功内容来看，不似禅宗修行的法门，更像是以道家导引思想为指导的武功养生秘籍。少林寺自后魏太和十九年（495）建寺后，陆续有慧光、稠禅、圆净等僧人习武。到了明代以来，成为以武功著称的名刹大寺。此后，才逐渐形成"今之武艺，天下莫不让少林"的名声。明清以后，随着少林寺武功声名远播，以武功为主的易筋经才成为少林寺的功夫。

易筋经十二势与少林的关系。来章氏《易筋经》在"易筋经十二势图"后面写有"此功昉自释门，以禅定为主"。清末王祖源在其《内功图说》自序中言明他在少林修习"内功图"的经历，并且说明了把《卫生要术》改为《内功图说》的缘由。从"易筋经十二势图"的动作看，与释家确有很多较近之处。"韦陀献杵"三势显然是模仿庙宇中韦陀神的形象而产生的动作，"打躬势"也是膜拜佛祖动作的改进。其他八势动作，"出爪亮翅""九鬼拔马刀""青龙探爪""卧虎扑食"等也与明清少林武功的风格接近。由此可见，易筋经十二势与佛家少林关系应比较密切。

（四）易筋经与紫凝道人

也有些人认为《易筋经》为紫凝道人所编写，其原因来源于早期《易筋经》版本中的"紫凝道人跋"。有关紫凝道人的资料，见于西谛本《易筋经义》、述古堂本《易筋经》等有关《易筋经》的文献中，但地方志、史书、佛道文献中都没有发现紫凝道人的相关信息。近代唐豪先生在《旧中国体育史上附会的达摩》中提出《易筋经》为明天启四年（1624）天台紫凝道人所作，现在尚不清楚唐豪从何材料中发现的紫凝道人的身世。早期《易筋经》文献中并没有提及紫凝道人的生平年代。从《易筋经》的内容看，其与道家丹道、导引、房中确有很大关系，紫凝道人的道士身份与《易筋经》反映的思想倒也相合。在"紫凝道人跋"中隐含着他对易筋经的极度推崇之情，跋文极度赞扬修习易筋经的益处，可得"富贵圣贤"、可"康寿壮延"，甚至宣称"吾不知人世间复有何利益足以加此"，意即世上再也找不到比易筋经对人更有益的事物了。从跋中可以看到，紫凝道人应是修习易筋经的内行，否则不能对易筋经的益处了若指掌。跋中还有"余读《易筋经义》，因悟世之缁黄两家，学者多如牛尾，成者稀如麟角，非道之难得，实因缺此一段工夫，内无基本耳"，紫凝道人认为以前的"缁黄"（佛道）二教功夫没有易筋经功夫打基础，以致"金丹""导引""泥水"（房中）等方术修炼难成。这段话可以告诉我们两点：其一，易筋经功夫在紫凝道人时代还没有普遍推广到佛道二教之中。其二，在紫凝道人心中，易筋经的地位是在佛道等其他功夫之上的。明末至今，《易筋经》广泛流布，紫凝道人这篇跋文的推崇之功莫可言表。但是，仅凭这篇跋断定紫凝道人就是《易筋经》的作者，支撑文献还无法予以佐证。

三、易筋经的崭新繁荣时期

中华人民共和国成立后，党和政府对民族传统体育项目非常重视。

导引养生之术得到科学的研究和推广。从20世纪50年代开始，易筋经十二势功法广为流行，形成了很多流派。21世纪初，为了使健身气功这一中华民族优秀传统文化不断发扬光大、更好地为广大群众强身健体服务，国家体育总局健身气功管理中心从挖掘整理优秀传统养生健身功法入手，组织专家以科研课题方式，编创推出了健身气功·易筋经、五禽戏、六字诀、八段锦四种健身气功新功法。武汉体育学院承担了健身气功·易筋经的编创任务。

课题组在广泛深入研究传统易筋经不同流派功法的基础上，融合7个不同版本的易筋经功法动作，对传统易筋经十二势进行了科学的编排设计，使之成为套路形式的整套功法，不仅美观大方、演练方便，而且更加符合人体运动的生理规律、契合中国阴阳变化之传统哲理。课题组对每一势动作还进行了细化与规范，特别是对动作的节分点、动作幅度、习练次数等都作了规定和要求。以出爪亮翅势为例，该势保留了基本动作，但在出爪前推时，增加了分指外撑的动作，旨在打开十指井穴，强化健身效果；从整套功法练习的时间考虑，亦把原来的7次改为3次练习，更加适合当代人快捷的生活方式。

健身气功·易筋经每一势动作都讲究上下贯通，左右对称，内外结合，刚柔相济，柔缓适宜；注重由易到难，循序渐进。练功以调身为基础和前提，以调息为重要环节，以调心为核心环节，意气相随，形断意不断；以自然为主旨，不刻意追求意念和呼吸，特殊动作特殊处理，对不同需求的个体或群体，可作相应调整。在功能上以祛病强身、养生康复、益寿延年为主旨，在轻松、愉快的练习中优化人体生命整体功能状态。

健身气功·易筋经在传统理论的基础上，应用现代运动解剖学、运动生物力学等相关理论，从脊柱的结构、功能、调理身体的作用等方面进行了分析和研究，提出脊柱运动的理论，丰富了传统易筋经筋膜理论，形成了一套融传统与时代于一身，集修身与养性于一体，适合不同群体学练的健身气功功法。健身气功·易筋经一经推出，就受到境内外气功爱好者的广泛推崇和喜爱，引起诸多专家学者的持续关注，并从文化内涵、健身效果、功法教学等方面展开了多视角的研究，让这一功法在理论、技术更加成熟的同时，发展成为世界各国民众祛病强身、益寿延年的重要健身方法，以及正确认知中国优秀传统文化的重要载体。

第二节　功法特点

健身气功·易筋经古朴大方、浑然一体，既继承了传统易筋经的精华，又融入了时代的精神，是传统健身养生文化的又一次升华。其理论博采众长，自成体系；其动作式式相连，如环无端。

一、伸筋拔骨，刚柔相济

易筋经之名，就已充分彰显其注重变易筋骨的特点。人之筋骨至关重要，人无骨不立，无筋难行。骨弱筋靡，则生命柔弱；骨健筋韧，则生命旺盛。筋骨必得养护与卫生，方能柔韧而坚强。避免"久立伤骨，久行伤筋"（《黄帝内经》），谓之养护；主动导引吐纳，则谓之卫生。传统卫生之术蔚为大观，诸多导引术式皆有强健筋骨之作用，但集大成者，易筋经居其一。

健身气功·易筋经通过导引形体，充分地屈伸、外展内收、扭转上下肢体与躯干，使人体的骨骼及大小关节尽可能地呈现多方位、广角度的活动。其原理，通过形体的导引，舒展人体各部位的"筋"，即各部位大小关节处的肌腱、韧带、关节囊等结缔组织，以梳理气脉、调和气血、改善各关节活动功能、平衡经脉对应的脏腑生理活动。为了强调"易筋"的程度，在这里将传统之"伸筋拔骨"一词改为"抻筋拔骨"。"伸"表示用意浅淡、自然地延伸，而"抻"则为持续地运用内在气息有阻力地进行抻拉，以达到抻筋拔骨的作用。抻筋不是被动的，而是借助自身舒展大方的动作，主动把肌肉肌腱抻开。所谓"筋长一寸，长寿十年"正是这个道理。

健身气功·易筋经继承发展了传统易筋经刚柔相济的特点。来章氏本《易筋经》中"贾力运力势法"对习练要点进行说明时指出："两手从上如按物难下状，凡至地转腕，从下扛物难上，过其顶……"由此可见，根据练功要求，习练本功法时须按不同动作、使用不同的肢体部位进行发力，动作的劲力处于相对较强的状态，即肌肉处在用力的收缩工作中，此时的动作变化也基本处于动作终点定势。此为"刚"。易筋经习练中，在动作力量上，肌肉的工作处于等张收缩状态，但用力圆柔而轻盈，不使蛮力，不僵硬，又为"柔"。同时，"柔"还体现在习练的层次间的"轻重"之分上。西谛本《易筋经义》中提出"行功轻重"论：刚开始练功的时候，要以轻（柔）为主；练功一段时日之后，其气渐坚，此时习练动作和整体练功强度可以逐渐加重。习练健身气功·易筋经要求动作舒展大方，正是通过"拔骨"运动达到"抻筋"之目的。

二、旋转屈伸，虚实相兼

本功法不论是定势动作，还是定势动作间的转换过程，躯干始终是关键。躯干的旋转屈伸，不仅决定四肢的变化和相关经络的导引，也直接影响人体躯干经脉与穴位调理，以及脏腑气血的调和。脊柱是人体躯干的核心，成人脊柱由7块颈椎、12块胸椎、5块腰椎、1块骶骨和1块尾骨组成，椎骨凭借韧带、关节及椎间盘连接而成。脊柱上端承托颅骨，下连髋骨，中附肋骨，并作胸廓、腹腔和盆腔的后壁，具有支撑躯干、保护内脏、贯穿脊髓和进行运动的功能。现代医学指出，人体的任何肢体运动都与脊柱里面复杂的神经中枢关系紧密，作为神经中枢重要组成部分的脊髓，从头至尾贯穿于脊柱正中的髓管内，其上与脑干相连，其下与周围神经相连。人体若能规律性运动脊柱，就会对整个神经系统产生刺激作用，进而可以更好地控制和协调各器官、系统的活动，使人体成为一个有机整体，以适应内外环境的变化。健身气功·易筋经注重以腰为轴使脊柱做出不同的旋转屈伸动作，如"九鬼拔马刀势"中的脊柱左右旋转屈伸；"打躬势"中椎骨节节拔伸前屈，卷曲如勾和脊柱节节放松伸直；"掉尾势"中脊柱前屈，并在反抻的状态下做侧屈、侧抻等，这些动作均利于对人体脊髓和神经根产生良性的刺激，利于增强其控制和调节人体各器官和系统更加协调的运动。

虚实是中国传统哲学的重要概念，广泛用于兵家、医家、武家、养生家、书法、绘画、园林等。健身气功·易筋经功法习练中，虚实相兼是其一个重要特点，主要表现于动作的开合动静、气血的出入升降、运力用意的阴阳内外等。练功时由实入手、以实带虚，"以次三用打，打外属浅，振内属深。内外皆坚，方为有得"，此为动作中身体与劲力之虚实相兼。功法中，动作间的转换、停行，意、气、形的调动次第和张弛松紧，则为身心气之虚实相兼。"形虚而意显，形实而意隐"是之谓也。如"倒拽九牛尾势"中，双臂内收旋转逐渐拽拉至止点是刚，为实；随后身体以腰转动带动两臂伸展至下次收臂拽拉前是柔，为虚。习练时注重虚实相兼便不会出现动作机械、僵硬等状况。如"韦陀献杵第一势"之合掌胸前、"第二势"之推掌瞪目时，都需要几秒钟的停留，再接下一个动作，停留期间意气形充分融合，转化时以意领气、以气运身、节节贯穿。如此练功，身心气就能虚实相兼、融为一体。

三、开闭行气，疏通经脉

《抱朴子·内篇》说："知屈伸之法者，谓之导引，可以难老矣；明吐纳之道者，谓之行气，可以延寿矣。"屈，则气血停闭；伸，则气血行开。健身气功·易筋经的很多定势动作，要求身体一侧尽力弯曲，另一侧相对舒展，弯曲的一侧即是气血的闭合，舒张的一侧即是气血的开启。屈伸启闭还体现在整个功法的习练中，行功中躯干、脊柱、四肢的左与右、前与后、内侧与外侧，都有相应的屈伸启闭。闭合部位的局部软组织张力增大，开启的一侧软组织相对松弛。练功中，关闭阳经，即是为了更好地打通阴经。其原理，通过一侧的"闭合"削弱或关闭局部气血的运行，使得局部气血人为地造成"不流通"或"不畅"，达到"开启"部位气脉运行的目的，同时使局部软组织的张力增大，有益于局部肌肉、肌腱、筋膜、关节囊等软组织的张力提高，增强其生理活动功能。通过"开启"一侧促进舒展部位的气血运行，达到疏经活络，调和气血，并增强"开启"部位软组织的血液循环，改善软组织的营养代谢过程，提高肌肉、肌腱、韧带等软组织的柔韧性、灵活性，改善骨骼、关节、肌肉等组织的功能，达到强健身体之目的。如"韦驮献杵第二势"，要求两手抻开，同时要求两脚掌微内翻，脚跟微离地，重心在两脚前掌内侧，这个动作就是关闭阳经。两手侧平侧反向抻开，内为阴，外为阳，抻拉的部位在腋下，肌肉感觉明显，是为阴经，此为"封阳开阴"。"韦驮献杵第三势"，两手向上举过头顶，这时要求脚的外侧落地，脚跟提起，则为"封阴开阳"。

四、动息相随，形断意连

葛洪曰："明吐纳之道者，谓之行气，可以延寿矣。"（《抱朴子·内篇》）习练健身气功·易筋经功法，要求呼吸自然、柔和、流畅，做到动息相随、气定神敛。一般而言，开吸合呼，起吸落呼，在此规律的基础上保持呼吸自然、贯穿始终。在习练过程中，不要有意识地增加呼吸的深度，而应将动作与呼吸相互配合、连贯，将呼吸糅入动作之中。这样持久习练后，习练者的呼吸自然会达到越来越平稳、细匀、深长的状态。

习练健身气功·易筋经时要求精神放松，中正平和，除了特殊要求，不要刻意附加意念引导。功法习练中，要求意随形体动作的运动而变化，通过动作变化导引气的运行，做到意随形走、意气相随。随着对功法体悟的逐渐深入，习练者可在动作停下来之后，缓慢将劲力松开，但意念不断，正所谓"形断意不断"，做到"上不动下动，形不动意动"。功法中某些特定的动作，则需要一定的意识配合。如"韦驮献杵第三势"双手上托时，要求用意念观注两掌，当动作停顿时，意念要延续不断；"青龙探爪"时，目随手走，目光和意念向龙爪方向延伸。这些都要求意随形走，形断意连，用意要轻，似有似无，意识活动切忌刻意、执著。

第三节 功理要旨

功理要旨是习练健身气功·易筋经所应知晓、遵循的道理和规律，是领悟易筋经功法理论和技术的关键。深入认知和掌握传统易理、筋膜气论、易筋洗髓等学说和功理，是习练者更快地步入易筋经之门、持续提升练功层次和获取最佳健身成效的关键路径。

一、旨于易理，法于阴阳

易筋经之"易"源于《周易》之"易"。《周易》之道，是中国传统文化的重要源头，诸子百家学说皆从此来。"易"字，由"日""乙""彡"组成，本义为漏刻滴水，以记时日；"易"之发声也是从水滴声"di"而来。天上之云,地下之水,天上之日月,地下之万物,莫不在时间里变化,此为易道之来源。《周易·系词》曰"生生之谓易",又曰"易无私也,无为也,寂然不动,感而遂通天下之故!""易"就是周流太虚,圣人总结的天地、日月、万物运行的道理。传统文化中,"易"成为了囊括天地大道的代名词。初创易筋经的先人,把其命名为此,绝非偶然同于"易",而是暗含从"易"之大道中学习保卫生命的智慧。从易筋经文本记载和实践方法来看,强调练功与天地大道合一,根据节气变换调整练功强度的方法,以及"智、仁、勇"的练功关键,以改变身体的痿弱状态,达到内壮气力、外强神勇、涵养心神,进而取得阴阳平和、内壮外勇、尽其天年的目标。易之道也!

　　法于阴阳。何谓阴阳?《庄子》曰:"易以道阴阳。"《周易》就是关于阴阳的学问。阴阳是气的两种状态。气,是中国古人对于自然现象的一种朴素认识,是观察天地万物时发现的万物所共有的一个特性。春秋战国时期,先哲们把"气"作为构成世界的最基本物质,宇宙间的一切事物,都是由"气"运动变化而产生的。《庄子·知北游》曰:"通天下之一气耳!"又曰:"人之生,气之聚也;聚则为生,散则为死。"人是阴阳二气交感的产物,人的生死只不过是气不同形式的转化而已。在传统中医文化中,把"气"解释为极精细而有活力的精微物质,看成是构成人体和维持人体生命活动的最基本物质。以中医为基础的传统养生文化可以说是养气的文化。易筋经之根本目的,也是通过对身体阴阳之气的运用达到生命的阴阳平和。来章氏本《易筋经·膜论》中曰:"周身上下动摇活泼者,此又主之于气也。是故，修炼之功全在培养气血者为大要也。"培养经络、调和气血阴阳，是为易筋经十二式编排之"大要"！

来章氏本《易筋经》言："'易筋'者，易之为言大矣哉。易者，乃阴阳之道也。易即变化之'易'也。易之变化，虽存乎阴阳，而阴阳之变化，实有存乎人。弄壶中之日月，抟掌上之阴阳，故二竖系之在人，无不可易。所以为虚、为实者易之，为寒、为暑者易之，为刚、为柔者易之，为静、为动者易之。高下者，易其升降；先后者，易其缓急；顺逆者，易其往来。危者，易之安；乱者，易之治；祸者，易之福；亡者，易之存。气数者可以易之挽回，天地者可以易之反覆，何莫非易之功也。至若人身之筋骨，岂不可以易之哉？"书中所谓"弄壶中之日月，抟掌上之阴阳"，即是把人体自身比喻成一个小天地，人可以自己把握身体内在的阴阳变化规律，通过自主调节实现身心内外的和谐状态。而易筋经之功法锻炼，正是在于按照身心内外的变化规律，对人体进行自我锻炼，使"筋挛者易之以舒，筋弱者易之以强，筋驰者易之以和，筋缩者易之以长，筋靡者易之以壮"。其中传达的是人身之筋骨可通过一定方法由弱变强、人体能由衰弱变得强壮的阴阳变化之道。除以《易经》阴阳变化之理为其哲学导向外，《易筋经》功法动作中也处处体现阴阳转化与阴阳平衡之法则。如韦驮献杵第二势、韦驮献杵第三势的封阴开阳或封阳开阴等，均是运用阴阳转化的规律，以开闭行气促进人体气血阴阳的平衡。此外，摘星换斗势、三盘落地势中运用的是升降转换；倒拽九牛尾势、九鬼拔马刀势、青龙探爪势中运用的是旋转屈伸；打躬势、掉尾势中运用的是屈伸开闭气等，均同样贯穿着"易"理和阴阳之法。

二、易筋炼膜，内壮外强

筋膜理论是易筋经最具特色的功法理论基础。《易筋经·膜论》曰："易筋以炼膜为先，炼膜以炼气为主……膜居肉之内、骨之外，包骨衬肉之物也，其状若此。行此功者，必使气串于膜间，护其骨，壮其筋，合其精力，乃曰全功。"可见，易筋练膜是易筋经锻炼的重要旨向。筋膜是联络关节、肌肉而主司运动的组织。《素问·痿论》曰："肝主身之筋膜。"筋膜为肝所主，有赖于肝血的滋养。在中医文化中，筋是一个广义的概念，包括筋、经筋、膜等。《素问·痿论》曰："宗筋主束骨而利关节也。"传统医学之筋，并不仅仅是指肌腱和骨头上的韧带，而为"五体"之一，是收束肌肉骨骼的一个大的系统，与主升气之肝相应，是让人全身能够聚集力量之处。《说文解字》曰："筋，肉之力也。"易筋经所易之筋正是把萎靡、软弱之筋练成有柔韧、有力之筋。筋，还包括了经筋。经筋，是十二条正经运行的场所，十二经脉之气"结、聚、散、络"之地，具有联络四肢百骸、主司关节运动的作用。人全身共分十二经筋，就像全身上下的一张网络，与经脉相互滋养。健身气功·易筋经十二式的编排与十二经筋之数相合，也应暗藏深意在里面。膜，则是包裹在肌腱外的极其细薄之筋，是气血运行的一堵墙。张景岳《类经》曰："凡肉理脏腑之间，其成片联络薄筋，皆谓之膜，所以屏障血气者也。"易筋经，就是要把聚气的这堵墙练得坚实饱满。《易筋经·膜论》曰："务候周身膜皆腾起，与筋齐坚。"又言："修炼之功全在培养气血者为大要也……且夫精气神，虽无形之物也；筋骨肉，乃有形之身也。此法必先炼有形者为无形之佐，培无形者为有形之辅，是一而二，二而一者也。若专培无形而弃有形，则不可；专炼有形而弃无形，则更不可。所以有形之身必得无形之气相倚而不相违……是故，炼筋必须炼膜，炼膜必先炼气。"可见，炼"筋"的根本在于炼气。"务培其元气，守其中气，保其正气……使气清而平，平而和，和而畅达，能行于筋，串于膜，以至通身灵动，无处不行，无处不到。气至则膜起，气行则膜张，能起能张，则膜与筋齐坚齐固矣"。易筋经通过炼筋、炼气与修心养性紧密结合，三者相得益彰，最终实现人体的内外兼修。

"洗髓易筋"，很多人认为是神秘莫测之说，其实表达的是内强外壮的练功要点。来章氏本《易筋经·总论》曰："其初基有二，一曰清虚，一曰脱换……清虚者，洗髓是也；脱换者，易筋是也……所言洗髓者，欲清其内；易筋者，欲坚其外。"意守积气、凝神合气，经脉畅达，筋膜腾起，内气充盈，为内强，为体；导引吐纳，按摩拍打，筋健体泰，浩然气度，神武勇力，为外壮，为用。气积则力生、气充则力周，气积内而力达于外，此即内壮而外强。由此可见，要洗髓炼气，内气充足则力满，内气周全则力不驰散；练气又要通泰筋骨身体，筋骨康健，身体通泰，则气血所在之场域就大。易筋经的修习，充分融合了外在肢体的导引吐纳与内在意气的清虚内守。内强而外壮，外壮而内强。"内与外对，壮与衰对。壮与衰较，壮可久也；内与外较，外勿略也。内壮言坚，外壮言勇。坚而能勇，是真勇也；勇而能坚，是真坚也……凡炼内壮，其则有三，一曰守此中道。守中者，专于积气也。积气者，专于眼、耳、鼻、舌、身、意也……惟此中乃存气之地，应须守之……二曰勿他想。人身之中，精神气血不能自主，悉听于意，意行则行，意止则止。守中之时，意随掌下，是为合式。若或驰意于各肢，其所凝积精气与神，随即走散于各肢，即成外壮，而非内壮矣……三曰持（待）其充周。凡揉与守，所以积气。气既积矣，精神、血脉悉皆附之，守之不驰，揉之且久，气惟中蕴，而不旁溢。气积而力自积，气充而力自周。此气即《孟子》所谓'至大至刚，塞乎天地之间者'，是吾浩然之气也。设未及充周，驰意外走，散于四肢，不惟外壮不全，而内壮亦属不坚，则两无是处矣。"可见，内壮与外壮相对，内壮表现为坚实，外壮则表现为勇猛，外勇固然需要强健，但内在的坚实才是气力之源。欲达此效，应该通过洗髓以清虚身内之障碍，通过易筋实现培本固基、壮实筋膜、充实气力的目的；易筋实为易气，炼气成为实现"外壮内强"之根本方法。由此，"易筋洗髓、内壮外强"也成为贯穿于易筋经始终的练功要旨。

三、揉脊练形，平和心神

揉脊练形是很多健身运动都遵循的一个要旨，易筋经十二式通过大练形的方法，更是对人体脊柱进行了全方位、多层面强化运动。易筋经作为一个功法整体，动作之间相互递进照应，整体联系非常紧密，一般不拿出单练，是之谓大练形。易筋经前三式均为"韦陀献杵"，显然是整套功法的准备工作。第一式要合掌胸前、收气凝神，第二式要气血力神、左右伸展，第三式则是上下拔伸、舒体展脊。经过这三式的身心准备，才真正进入易筋经的深度练习中。后续八式的每一式功法技术都是层层递进，从人体不同的角度、部位入手，如气的升降开合，筋的抻拔松束，脊柱的屈、伸、侧、螺旋、升降等。整套易筋经功法，如滔滔江水，浑然一体，不可分割。易筋经的十二式大练形，以揉脊为核心运动方式，以脊柱带动全身形体的运动。脊柱是生命的核心支撑，上端承托颅骨，下部连接髋骨，具有支撑躯干、保护内脏、贯穿脊髓的作用。人身的躯干，就像一棵结了果实的树。树干就像脊柱，果实就像脏器。树干倾斜或者生病，就会影响果实的生长。人的脊柱如果有了问题，也同样会直接影响脏腑的运作。脊柱是督脉通行的部位，是全身阳气升起的通路，脊柱的健康直接影响阳气的周流。脊柱也是神经中枢的重要传导中心，灵活而富有弹性的脊柱可以濡养脊髓，进而提高神经的兴奋度。健身气功·易筋经的摘星换斗势、九鬼拔马刀势是对脊柱螺旋升降的运动；倒拽九牛尾势、青龙探爪势是对脊柱的侧向旋拧；卧虎扑食势、打躬势是对脊柱的前屈蠕动；掉尾势则是前后屈伸的同时，加上左右屈伸的脊柱运动。易筋经大练形的肢体运动设计，持久练习可让脊柱得到各角度的牵引拉伸，保持中正、柔韧、活力的状态，并促进舒筋活血、通经活络，使受损的肌肉、肌腱、韧带等逐渐恢复弹性，增强肌力，润滑关节，还可刺激脊髓中的神经束，激发人体的自愈能力，优化人的生命质量。

《黄帝内经·上古天真论》曰："恬淡虚无，真气从之，精神内守，病安从来。"人若能保持安静愉悦的精神状态，真气就会升运起来，保护生命，也就不会生病了。《引书》中把人的病分为两类：

"贵人"之病，因为喜怒之不和；"贱人"之病，过度劳累、不知保养。意思是说人生病有两个原因，一是内心情欲不和致病，二是身体过劳不休致病。人人皆有七情六欲，正常的情欲有益于身心，但情欲很容易膨胀，超过正常的范围，势必会损害生命的健康。司马迁在《史记》中说："天下熙熙，皆为利来；天下攘攘，皆为利往。"古语亦曰："人无百岁寿，常怀千岁忧。"又云："心乱则百病生，心静则百病息；性静者多寿。"强调心神平和对修养身心的重要性。习练易筋经的核心基础，首先是要做到心平气和的精神状态，正所谓息从心起，心静则息调，息调则四体安舒。即使是在揉脊练形运力于肩、胯、肘、手之时，心神也要始终处于平和状态之中。习练者能心神平和，才可在行功时处于心无杂念、一尘不染的调心入静状态，同时凝神于一志，或系神于肢体动作，或系神于呼吸等，则意、气、神三者高度协调统一，身心自然能呈现出一片和谐之象，肢体和柔安舒，调息以绵绵，定心而默默，外静内澄，一念归中，则其效自不期而臻。修习日久，在生活中也能自如运用，进而对人的健康生活方式发挥出积极的引导作用。人的心神很容易散乱，古人称作"心猿意马"。心神散乱则气机妄动，气机妄动则人身之精随之消耗。习练健身气功·易筋经时，对习练者的心、气、体都提出了练功要求，如心澄貌恭、平和中正、意不散乱等，只要按照正确的方法逐步修习体悟功法的精髓，心神自能宁静平和。

第四节　健身效果

健身气功·易筋经作为一套祛病强身、养生康复、益寿延年的功法，既简便易行、安全可靠，又科学完整、功效显著，非常契合当代民众日常健身养生的现实需要，还能深刻体悟蕴含其中的传统文化内涵。

一、提柔促稳，改善体质

健身气功·易筋经属于有氧健身运动，其运动负荷量适宜各年龄阶段的人群习练。实验测试显示，以60岁习练者为例，当采用80%运动强度练习健身气功·易筋经时，心率达到128次/分钟；当采用60%运动强度练习时，心率达到96次/分钟。健身气功·易筋经习练心率范围保持在96～128次/分钟，符合中老年人有氧健身运动的靶心率范围，与太极拳等传统体育项目同属于中等强度的健身运动，对中老年习练者具有很好的适应性。由于本功法注重动作与呼吸配合，要求呼吸深长匀细，并尽可能地运用"腹式呼吸"，在行气中做到"气沉丹田"。深而慢的腹式呼吸，可以调动中下肺部的肺泡，增加肺泡开放率。同时此呼吸方式配合脊柱扭转和俯仰的静力性姿势（如九鬼拔马刀势、卧虎扑食势等），能使胸部、背部及腹部参与呼吸的肌肉的收缩力和收缩耐力增强，进而增强肺脏伸缩弹性，增加肺活量，明显改善呼吸功能。

克托莱指数（体重kg/身高cm×1000）是反映人体发育匀称度的重要指标；反应时是测试机体神经系统动态反应速度的重要生理指标，也是衡量衰老程度的一个指标；肺活量是反映机体呼吸机能的重要指标；握力主要测试前臂及手部肌肉力量；坐位体前屈主要测试躯干、腰、髋等部位关节、肌肉、韧带的伸展性和柔韧性；闭眼单腿站立主要测试人体的平衡能力。对67名健身气功·易筋经习练者进行为期3个月、6个月乃至1年的跟踪测试表明，健身气功·易筋经能有效提高习练者机体的柔韧性、平衡性、肌肉的力量，以及形体活动的灵敏性与准确性，并且对机体的呼吸机能有一定的增强作用。因此，可以认为健身气功·易筋经对习练者的身体素质具有积极的效应。

健身气功·易筋经十分注重抻筋拔骨，许多动作要求充分地屈伸、外展内收、扭转身体等，从而通过"抻筋""拔骨"，牵拉人体各部位大小肌群和筋膜，以及大小关节的肌腱、韧带、关节囊等结缔组织，促进活动部位软组织血液循环，改善软组织的营养代谢过程，提高肌肉、肌腱、韧带等软组织的柔韧性、灵活性和骨骼、关节、肌肉等组织的活动功能，达到强身健体的目的。从另一个角度来讲，健身气功·易筋经通过对经筋的抻拉，调畅经络气机，进而调整脏腑功能，以达到强筋健骨的功效。

二、强肌减脂，健心调神

健身气功·易筋经中有肌肉的静力性锻炼。如在做韦驮献杵势、倒拽九牛尾势、三盘落地势等几式动作过程中，肌肉的静力性训练时间均较长，而这种静力性较高的负荷锻炼状态可以动员更多的肌纤维工作，能有效增强神经对肌肉控制的能力，可显著提高局部肌肉的适应性，利于肌力的增长。在整套功法练习过程中，无论是两腿侧分、膝关节微屈站立，还是弓步或马步等，都符合医学体疗技术对下肢动作的要求。重心的移动变化能够改善习练者的平衡能力和下肢的运动功能。这一特点在"倒拽九牛尾势"中体现得最为明显，上肢前拉后拽时下肢步型的重心转换，不仅提升了四肢的协调性和平衡能力，还有效提高了四肢的肌肉力量。"三盘落地势"下蹲的过程，由于要充分拉伸协调膝关节伸直的股四头肌，自然也会增加下肢肌力与平衡能力。在易筋经练习的整个过程中，因肌肉和关节在多种角度下完成一系列近于静力性的等张练习，故长期锻炼可增进上下肢骨骼的支撑力和肌肉力量，进而能有效降低身体脂肪含量、增加骨骼肌质量、改善肌力、延缓衰老性肌萎缩。

科学测试显示，健身气功·易筋经能促进人体的血液循环，增加心肌收缩力，心脏后负荷得到改善，使心脏每搏射血量（SV）增高；因心脏排空量增大，前负荷得到改善，心肌顺应性、舒张功能增强，E峰、VE/VA上升。说明坚持健身气功·易筋经锻炼，能起到改善心脏功能的作用。中医认为心主血脉，心脏的正常搏动，主要依赖于心之阳气的推动和温煦作用，只有心的阳气充沛，才能维持正常的心力、心率和心律，血液才能正常运行，通达全身。有研究显示，气虚患者虽无心脏病史，但仍存有心肌收缩力减弱、心输出量减少的倾向。健身气功·易筋经通过形体导引，调畅经络气血，促进气血的循行；通过经筋、经络的牵拉作用，调节脏腑机能，使心脏主血脉的功能得到强化；通过神意与形气相合，激发全身之气、培补元真，从而达到改善心脏功能、强身健体之功。如出爪亮翅势，通过伸臂推掌、屈臂收掌、展臂扩肩等动作的导引，反复启闭云门、中府等穴，以开宣肺气。中医认为，肺主一身之气，肺的宣发有利于全身气血的运行，且心肺同居胸中，肺朝百脉，肺能助心行血，心肺功能的正常是维持人体气血运行正常的根本保证。

心率变异性（HRV）是窦性心率的波动性变化，是近年来比较受关注的无创性心电监测指标之一。一般认为心脏节律直接受心交感和心迷走神经的双重调节并相互制约，交感神经系统兴奋时迷走神经系统受抑制，心率呼吸加快；迷走神经系统兴奋时交感神经系统受制约而心率呼吸变缓；交感和迷走神经系统之间的相互作用，产生了心率变化的不规则性。因此，HRV被当作评价自主神经系统功能的重要指标。有研究显示，易筋经习练者在规范负荷练功前后的HRV出现明显差异，说明习练者的迷走神经系统张力保持较高水平，在规范负荷停止后，交感神经系统的兴奋性很快受到迷走神经的抑制而降低，从而提高了心电的稳定性、改善心肌缺血缺氧，降低高血压、动脉粥样硬化等疾病的发生。

三、增强免疫，抗郁抑焦

运动能引起机体组织、循环和神经内分泌等系统的机能改善，通过长期科学的健身运动，可使机体的机能维持在较好的功能状态。研究表明，65岁的老年人习练易筋经6个月后，外周血自然杀伤细胞活性、T淋巴细胞的增殖能力及血清免疫球蛋白IgA、IgG、IgM含量均得到提高，说明坚持易筋经锻炼者的非特异性免疫、体液免疫、细胞免疫功能均得到加强。有学者对易筋经运动后血清补体水平进行测试，发现血清补体C3与C4含量与补体活性出现先低后高的变化趋势，这可能与机体内环境平衡功能适应能力有关；研究还显示易筋经能干预机体炎症反应，经过2个月的易筋经锻炼后，神经根型颈椎病患者血液中一氧化氮合酶等炎症相关物质含量明显降低，患者颈肩、上肢、手疼痛不适症状得到缓解。亦有研究结果显示，习练易筋经后中老年女性的血清雌激素（E2）水平有明显的提高。血清雌激素E2是维持着女性性功能及第二性征的重要雌激素，表示健身气功·易筋经锻炼能调节女性的代谢功能，具有调节人体内分泌的作用。

大量国内外研究认为，中老年人普遍存在较为突出的心理健康问题。中老年人的心理健康状况不仅会影响他们自身的健康素质，而且还会直接影响到中老年人口的整体健康素质水平。运动能够改善不良情绪已得到许多研究者的认同。医学界也普遍认为身体活动可以成为治疗焦虑和抑郁症的手段。通过SCL-90（症状自评量表）的测评表明，习练易筋经的心理保健作用在6个月练功时就比较明显，尤其对抑郁、睡眠饮食（其他因子）的调节效果明显；至练功1年时，习练者的心理保健作用进一步全面加强。由此可见，坚持易筋经锻炼对中老年人的心理健康具有很好的调节作用。之所以会产生如此效应，很大程度是因为易筋经强调将意念的运用贯穿始终，在练功过程中要做到精神内守、形意相合、气随形动，注重将形体导引与意念运用相配合，积极主动地调节意念活动，使大脑活动趋向有序化造成的。

中医认为：神是生命活动的主宰，形神合一构成了人的生命。因此，易筋经强调"形神合一"，实际上就是训练"神"与"形"协调统一的能力，促进心理与生理和谐。值得一提的是，易筋经中某些特定的动作练习更是强化了对神的调节。如"青龙探爪势"中，通过转身、左右探爪及身体前屈，可使两肋交替松紧开合，达到疏肝理气、调畅情志的作用。再如"出爪亮翅势"向前推掌时，开始想象轻推窗户，然后推掌逐渐用力，直到有如排山倒海之势推出；收回时则意想海水还潮等。意念配合动作保持相同节奏不断进行转换，形神相合就会逐渐排除各种不良杂念、紧张和抑郁的情绪，促使大脑得到充分休息，帮助人的精神情志得到转换调节，缓解精神紧张，提高情绪的稳定性，消除人们的烦恼，缓解内心的冲突，达到整体优化心境状态的作用。这也是坚持习练易筋经后，不仅心境状态有较大程度的改善，而且躯体化、强迫、人际关系、抑郁、焦虑、敌对、恐怖、偏执、精神病等方面均有显著改善的必然结果。

研究还显示，坚持健身气功·易筋经锻炼，可有效地改善习练者肩关节屈曲、伸展、外展、内旋、外旋等功能活动状态，明显提升膝关节屈曲度、踝关节背屈和跖屈等，降低神经根型颈椎病患者血液内炎性物质的含量，减轻局部炎症，缓解疼痛症状。此外，通过观察习练者血、尿、生化常规及对骨痛程度、骨密度等指标进行测试，发现易筋经锻炼在提高骨质疏松症患者的骨密度以及腰椎、股骨颈等部位的骨矿含量方面具有积极作用。

四、健脑益智，益寿延年

智力衰退是一种进行性生理老化过程，是人体衰老的重要标志。中老年智能随增龄而逐渐衰减，甚至超前衰减，是严重影响中老年人生活质量的一个重要因素。因此，寻求延缓中老年人智能老化的方法，组织其向病理老化转变就显得尤为重要。行为训练可能改善脑内的生理生化过程，延缓脑的衰老；良好的文化素质和不同方式的文体活动，良好的生活方式和行为，都能阻抑认知功能的衰退，提高生活质量，延缓衰老。采用智能生理年龄测试软件，通过人机对话方式，对易筋经习练人群进行测试发现，老年人经过6个月易筋经锻炼后智能生理年龄平均年轻2.45岁，老化度显著降低；而对照组则呈现正常的老化趋势。说明坚持易筋经锻炼能明显提高老年人的思维敏捷性、动作灵活性、短时记忆力和注意品质，确实能够起到延缓老年人智能衰退的作用。

大量研究表明，衰老与自由基及其引发的脂质过氧化有密切关系。实验表明，中老年人血清过氧化脂质含量随年龄增长而增高，而血清超氧化物歧化酶（SOD）的活性则随年龄增长而降低。因此，对中老年人来说，提高血清SOD活动，降低血清过氧化脂质含量水平，有助于延缓衰老的进程。通过一年的系统观察研究，发现易筋经习练者的血清SOD活动显著高于实验前。这一变化主要发生在练功一年后，练功半年时的血清SOD未见明显变化；与此同时，易筋经习练者的血清丙二醇含量显著低于实验前，这一变化在练功半年时就产生。丙二醇是脂质过氧化作用的产物，能使膜蛋白、酶发生交联反应，加重细胞的功能损害。测定丙二醇可以间接反映机体细胞受自由基攻击的程度，可以反映机体过氧化程度。由此可见，坚持易筋经锻炼既能抑制脂质过氧化，减轻组织或细胞的过氧化损伤，又能增加对氧自由基的清除作用，延缓人体衰老进程。

人体是个复杂的巨系统，必须从生理、心理和社会三维角度多层面、多角度地来考察人体生命活动的整体状态；对人体健康的认识亦必须注重躯体、心理和社会的三维取向。有研究选取能够反映中老年人生活质量的10个项目，包括就医行为、躯体健康状况和心理健康状况等方面的内容，通过问卷调查的形式对214名易筋经习练者的自我健康评价进行了分析，结果发现易筋经的锻炼效果在练功6个月时就已经开始显现，精力状况、心境状况、饮食状况、睡眠状况和记忆力状况均得到明显改善，且服药次数、医疗费用也明显减少；至习练易筋经1年后，10个观察项目明显改善，且精力状况、心境状况、睡眠状况和记忆力状况进一步得到改善，服药次数、医疗费用也进一步减少。上述研究充分说明，易筋经锻炼对于优化人体生命活动整体功能状态具有积极的作用。

第二章 健身气功·易筋经功法功理

第一节 功法基础

功法基础主要从手型、步型、呼吸、意念、站桩等方面予以介绍，是学练健身气功·易筋经必须掌握的基本功、基本动作和基本技术，利于帮助学练者尽快领悟技术要领和功法理论。

一、手型

手型是指功法练习中特定的拳、掌、指的形态，具有引领动作、强化气血运行的作用。本功法主要包含以下几种手型。

（一）柳叶掌

五指伸直并拢，掌指间隙自然（图5）。

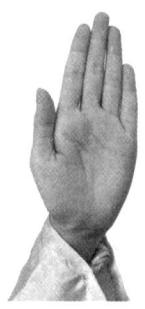

图5　柳叶掌

（二）荷叶掌

五指伸直，张开（图6）。

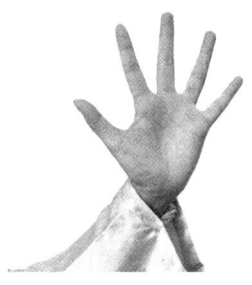

图6　荷叶掌

（三）握固

拇指抵掐无名指根节内侧，其余四指屈拢收握（图7）。

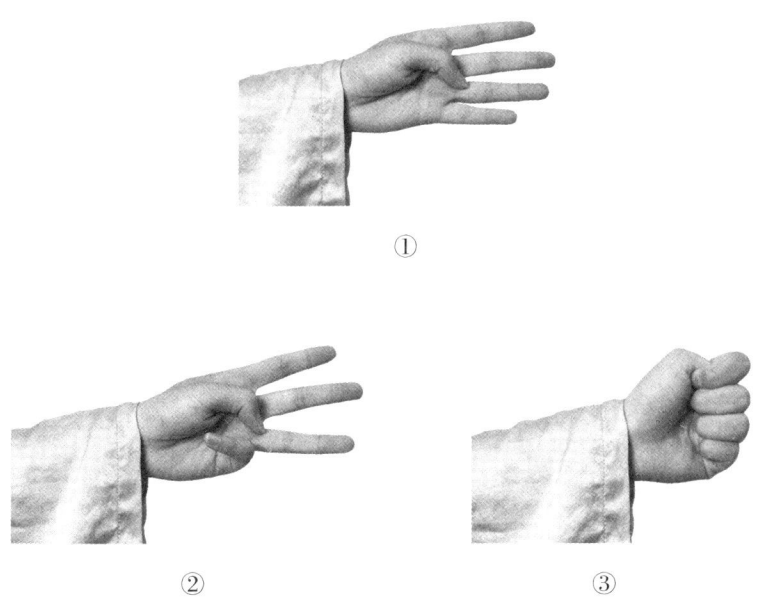

图7　握固

（四）龙爪

五指伸直、分开，中指竖起，大拇指和小指相应水平内收，食指与无名指相应水平内收（图8）。

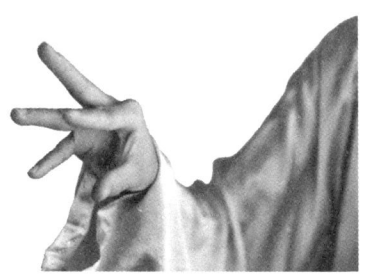
①龙爪侧面

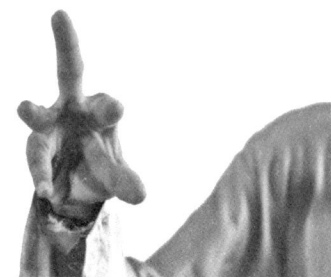
②龙爪正面

图8　龙爪

（五）虎爪

五指张开，虎口撑圆，第一、二指关节弯曲内扣（图9）。

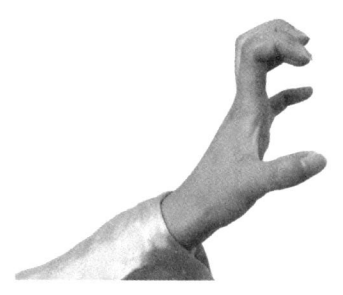
①虎爪侧面

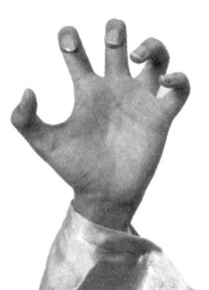
②虎爪正面

图9　虎爪

二、步型

步型是指功法练习中两腿根据不同的要求,通过髋、膝、踝等关节的屈伸,使下肢呈现出一种静止的形态姿势,调节身体肌肉骨骼之间力的平衡,可稳固重心、增强力量,促使气血畅通顺达。

(一)并步

两脚并拢,身体直立;两臂垂于体侧,头正颈直;目视前方(图10)。

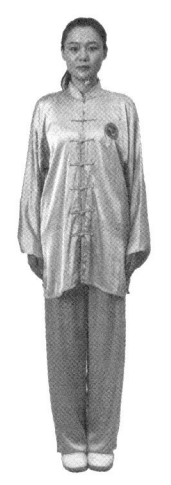

图10 并步

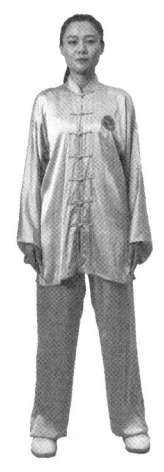

图11 开步

(二)开步

两脚横向开步站立,两脚内侧与肩同宽,两脚尖朝前;头正颈直;目视前方(图11)。

（三）马步

开步站立，两脚间距约为本人脚长的3倍，脚尖朝前，两腿屈膝半蹲，大腿略高于水平，膝部垂线不超过脚尖；上体保持中正；目视前方（图12）。

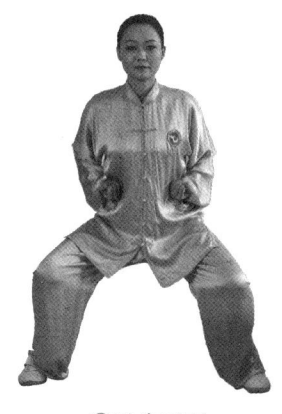
①马步正面

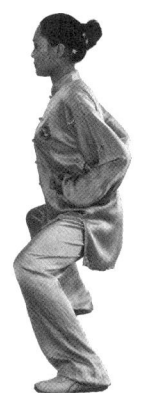
②马步侧面

图12　马步

（四）弓步

两脚前后分开一大步（为本人脚长3～4倍），横向之间距离保持一定宽度；前腿屈膝前弓，大腿斜向地面，膝与脚尖上下相对，脚尖微内扣；后腿自然伸直，脚跟蹬地，脚尖稍内扣，全脚掌着地。左脚在前为左弓步，右脚在前为右弓步（图13）。

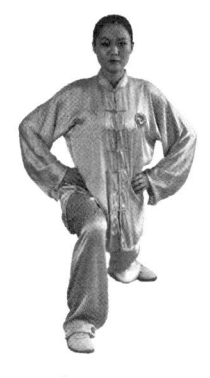 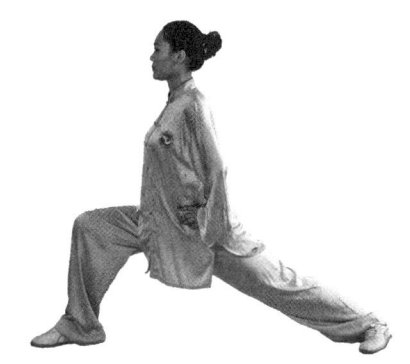

①弓步正面　　　　　　　　②弓步侧面

图13　弓步

（五）丁步

两脚左右分开，间距约1/2肩宽；两腿屈膝下蹲，一腿脚跟提起，前脚掌着地，虚点地面置于另一腿脚弓处；另一腿全脚掌着地踏实。左脚掌点地为左丁步，右脚掌点地为右丁步（图14）。

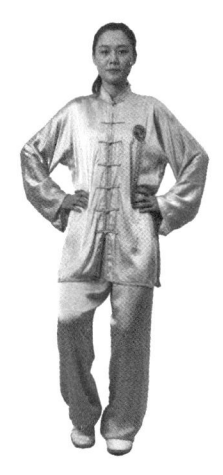 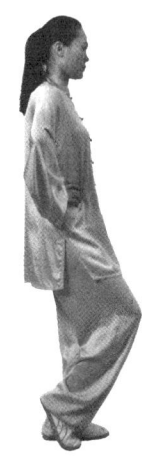

①丁步正面　　　　　　　　②丁步侧面

图14　丁步

三、呼吸

呼吸是指机体与外界环境之间气体交换的过程。本功法主要采用自然呼吸、腹式呼吸和发音呼吸等方法，可根据练功需要灵活选用。

（一）自然呼吸

自然呼吸是指不改变自己正常的呼吸方式，不加意念支配，顺其自然地呼吸。这种呼吸方式不是专指某一种具体的呼吸形式，而是泛指所有在没有任何人为因素干扰下的自在性呼吸。初学易筋经，通常采用唇齿轻闭、鼻吸鼻呼的自然呼吸，呼吸的长短应根据自身的情况灵活把握。

（二）腹式呼吸

腹式呼吸是指主要通过横膈肌运动来完成的呼吸方法，又分为顺腹式呼吸和逆腹式呼吸两种。

顺腹式呼吸在生理学上也称为等容呼吸。吸气时，腹肌放松，横膈肌随之下降，小腹逐渐隆起；呼气时，腹肌收缩，小幅回缩或稍内凹，横膈肌也随之上升还原。这种呼吸不仅可以加大肺的换气量，而且能对腹腔内脏起到按摩作用。

逆腹式呼吸在生理学上也称为变容呼吸。吸气时，腹肌收缩，小腹回缩或稍内凹，横膈肌随之收缩下降，使腹腔容积变小；呼气时，腹肌放松，小腹隆起，横膈肌上升还原，使腹腔容积变大。逆腹式呼吸对于内脏器官的影响很大，有类似按摩或运动内脏的作用，尤其对于改善肠胃功能有较大的帮助。

（三）发音呼吸

发音呼吸是指练功中把发音与呼吸配合起来的呼吸方式。如三盘落地势下蹲时发"嗨"音，即是在吐气同时配合发音进行练功。

（四）提肛呼吸

提肛呼吸是指在吸气时有意识地收提肛门及会阴部肌肉，呼气时放松肛门及会阴部肌肉。如出爪亮翅势可配合提肛呼吸。

对于初学者而言，姿势正确、动作规范是练功入门的基础；待动作熟练后，再关注呼吸与动作的配合。正所谓"形不正则气不顺，气不顺则意不宁，意不宁则神散乱"。如果一开始就练呼吸，反而容易出现胸闷、心烦、气不顺等弊病。由于每个人的肺活量各有不同，且练功水平和程度也不同，要选择适宜的呼吸方法，切忌刻意追求、生搬硬套，顺其自然自可达不调息而息自调的境界。功法技术章节中对各式动作与呼吸的配合只做一般提示，如呼吸不顺畅，应及时采用自然呼吸的方法。

四、意念

意念，是人脑思维活动形成的一种精神状态。"达摩西来无一字,全凭心意用功夫",这句话强调了练功要增强人用意念控制自身形体的能力。健身气功的意念运用多种多样,本功法常采用以下意念方法。

(一)意想动作过程

这种意念方法主要是在练功过程中意想动作规格、方法要领、动作路线等是否准确,从而更好地学习掌握功法技术。在练功过程中,有意识地感知形体的活动,随肢体动作的变化而变化,既可集中意念,也可达到正确掌握功法技术的目的,还可导引人体气机自然的升、降、出、入。如打躬势中脊柱屈伸时,应体会感知如"勾"一样的弯曲伸展运动。

(二)意守呼吸

练功中有意识地注意呼吸,既可意念功法中不同的呼吸方法,也可意念呼吸与动作的配合。

(三)意守身体部位

通过将意念集中在身体的某一部位或穴位,不仅有助于排除杂念,而且由于意守部位的不同,也有助于疏通人体气血和调节脏腑的功能。如摘星换斗势中要求目视上掌,但意存腰间命门处。

（四）存想法

存想法是指在身心放松入静的条件下，运用自我暗示，设想某种形象，使身心与景象合为一体。存想是以含蓄、间接的暗示方式对人的心理产生影响，再由心理影响生理，达到养生保健的目的。如出爪亮翅势两掌前推时先是想象轻如推窗、后重如排山；收掌时则想象如海水还潮一般。

（五）注意默念字句

默念的字句要简单，如心中默念"静""松""嗨"等类似简单的字句。默念要做到声发于口，闻之于耳，察之于心。默念字句除能集中精神外，还可通过声符振动和暗示作用，收到安定心神、调节气血等效果。如三盘落地势下蹲注意发"嗨"音，可促进体内真气在胸腹间相应地降、升，达到心肾相交、水火既济的作用。

意念运用的重要目的，是使习练者的思想进入一种安静的状态，即所谓调心"入静"。由于每个习练者的境况存在差异，每一次练功的身心环境也不同，入静的程度和境界也就有所差异。初学易筋经不可对调心入静要求过高。如果刻意追求高层次的入静，就会产生急躁情绪，反而难以入静。对于初学者而言，可重点意想动作的过程和规格要领；随着练功的深入，逐渐进入似守非守、绵绵若存的身心境界。功法技术章节中介绍的各式意念活动，均是从总体上作一般提示，学练者应视自身情况灵活运用。

五、站桩

站桩，是指人体保持一定的站立姿势，借助内向性的意念运用，促进人体形、神、意、气的高度和谐，利于疏通经络、活络气血、调和阴阳、挖掘人体内在潜能。站桩不仅是学练易筋经的基础，还是提高练功层次的重要途径和方法。易筋经由十二个主体动作构成，其中每式的定势均可作为站桩单独强化练习。在此基础上，为更好地体现易筋经的功法特点，特别是达到端正身形、强筋壮骨、易筋洗髓的锻炼目的，可重点学练以下几种站桩。

（一）无极桩

1. 动作说明

两脚并步站立，两臂自然垂于体侧；虚灵顶劲，下颌微收，舌须平放，齿唇轻闭；沉肩坠肘，腋下虚掩，胸部安舒，腰腹放松；目视前方（图15）。

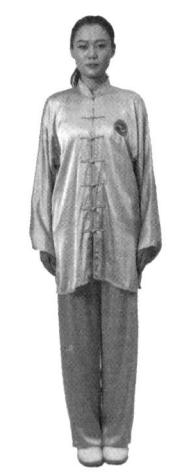

图15

2. 呼吸方法

（1）初学站桩时宜采用自然呼吸。

（2）随着练功水平的提高，自然过渡到腹式呼吸。

3. 意念活动

（1）意念身体各部位的动作规格和要求。

（2）意念周身放松，逐步过渡到意守下丹田。

4. 技术要点

（1）百会虚领，尾闾中正，两脚踏平，身体重心落于两腿之间。

（2）保持周身中正，呼吸自然，精神集中，宁神安详。

（3）站桩的时间、强度应量力而行，不可勉强坚持，要循序渐进，持之以恒。

5. 易犯错误与纠正方法

（1）姿势松懈，精神涣散。注意保持百会虚领，尾闾下垂，鼻尖对肚脐，目视前方，注意力集中。

（2）表情紧张，姿势僵硬。注意眉宇舒展，肩部放松下沉，含胸拔背，两臂自然下垂，两腿自然站立、要似曲非曲。

（3）追求旗杆，用意过紧。如练功中出现热、胀、冷、麻、肌肉跳动等现象时，需顺其自然不予关注。当出现身体晃动或头晕恶心、心慌气短等不良反应时，应及时停止练功，查找原因修正后，再继续练功。

(二)推山桩

1. 动作说明

两脚开步站立,脚内侧与肩同宽,脚尖朝前;两臂侧摆至侧平举,两掌掌心向下,指尖向外,继而坐腕立掌,指尖上翘,掌心向外,呈自然掌,同时两掌用内劲分别向外推,并保持不松懈;目视前方(图16)。

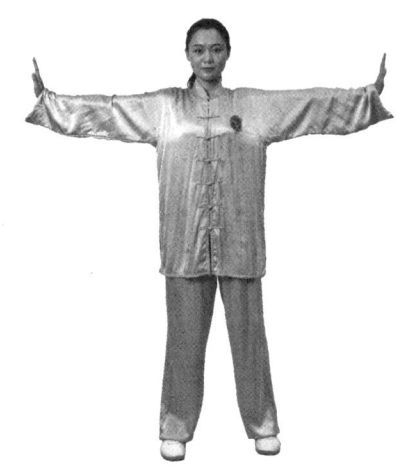

图16

2. 呼吸方法

(1)初学站桩时宜采用鼻吸鼻呼的自然呼吸。

(2)随着练功水平的提高,自然过渡到腹式呼吸。

3. 意念活动

(1)初学站桩,将意念放在动作规格和要领上。

（2）动作熟练后，注意力集中在协调呼吸、意注两掌。

（3）在动作与呼吸协调后，可意守下丹田。

4. 技术要点

（1）推掌时，力注掌根，指尖后翘，两臂与肩同高、水平，左右对称用力。

（2）保持身体重心稳定，避免左右倾斜；注意脊柱要保持中正竖直，切不可强硬用力。

（3）站桩的时间、强度应量力而行，不可勉强坚持，要循序渐进，持之以恒。根据练功需要和个人健康体质，可选择高、中、低三个马步高度强化本桩锻炼。

5. 易犯错误与纠正方法

（1）两掌向外推掌时，躯干随着持续用力而左右侧倾。应始终保持头正颈直，身体中正。

（2）推掌时双臂不呈水平状。可在两臂侧平举时，自我体察或对着镜子反复练习，及时调节两臂位置。

（3）推掌时用僵劲，导致身体僵硬。应注意刚中带柔的向外推掌，特别是让身体不该用力的肌肉要逐渐放松。

（4）低架马步推掌时，易跪膝挺髋。要注意保持膝盖不超过脚尖，并始终做到竖腰立脊、头正颈直。

6. 功理与作用

（1）通过上肢的立掌、外撑动作导引，可疏理阴脉经络，进而调理五脏之气。

（2）展臂舒体，可矫正体态，提高肩、臂的肌肉力量，改善腕、肩关节的活动功能。

（3）可打开肩胛、开阔胸部，畅通肩、肘、腕、掌、指的气机，改善心肺机能。

（三）降龙桩

1. 动作说明

两脚开步站立，与肩同宽。左脚向前迈出一大步，步距约为自身两个肩的宽度，脚尖外展，脚掌踏实，屈膝前弓，大腿斜向地面，膝与脚尖上下相对；右腿自然伸直，脚跟蹬地，脚尖稍内扣，全脚掌着地；身体前俯向左拧转，头部随身体拧转方向转动，目视右脚脚跟；右手内旋至掌心向斜前上方，略高于头，左手内旋下按至与环跳穴同高，约距身体10厘米（图17、图17附图）。

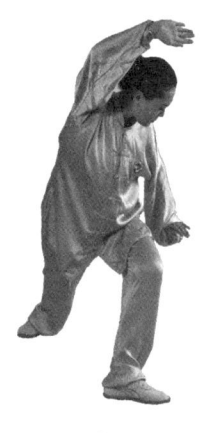
图17

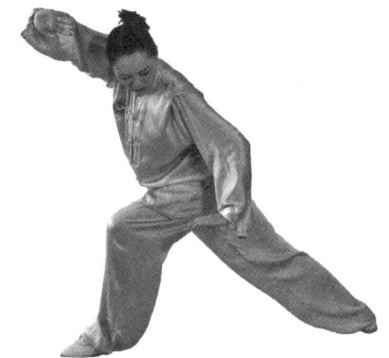
图17附图

此桩分左右两式，须换向操作；右式同左式，唯左右方向相反（图18、图18附图）。

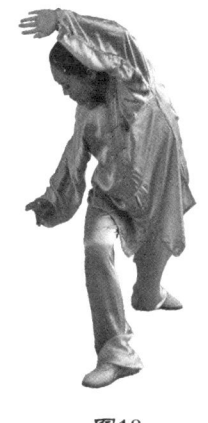 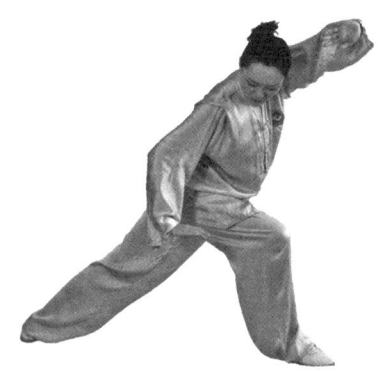

图18　　　　　　　　图18附图

2. 呼吸方法

（1）初学站桩时宜采用鼻吸鼻呼的自然呼吸。

（2）随着练功水平的提高，自然过渡到腹式呼吸。

3. 意念活动

（1）初学站桩，意念放在动作规格和要领上。

（2）随着练功的深入，可意注指尖，气沉丹田。

4. 技术要点

（1）躯干拧转时，上体应微前俯，同时后腿沉髋，以增加腰部拧转幅度，提高整条脊柱旋转伸展的效果。

（2）撑掌时应力注掌根，沉肩坠肘，两手对称牵拉不松懈。

（3）头部随躯干拧转方向转动，目视后脚跟方向。

5. 易犯错误与纠正方法

（1）动作僵硬，呼吸不匀。应注意动作自然放松。

（2）躯干拧转时，上体直立，拧转角度不够。应注意上体要有前俯动作，同时做到转头和后腿沉髋，进而通过头部转动带动躯干加大拧转幅度。

6. 功理与作用

（1）中医认为"两胁属肝"，"其华在爪"，"肝藏血，肾藏精"。通过身体拧转及前后撑掌牵拉，能使两胁交替松紧开合、运转带脉，起到疏肝理气、强腰壮肾、调畅情志的功效。

（2）通过转腰侧屈和牵拉，可增长四肢肌力，改善颈、肩、腰部及下肢诸关节的活动功能，提高人体的稳定性和平衡能力。

第二节 功法操作

健身气功·易筋经注重调身、调息和调心的和谐统一，体系完整，法简效宏，行功之关键处更是细腻微妙。故本节从动作说明、呼吸方法、意念活动、技术要点、易犯错误与纠正方法、功理与作用6个角度，依次进行详细的阐述和说明。

预备势

1. 动作说明

两脚并步站立,两臂自然垂于体侧,下颌微收,头正颈直,齿唇轻闭,松肩空腋,松腕舒指,两手中指腹轻贴腿外侧中线;舌自然平贴上腭;胸部自然舒展,腹部放松;目视前方(图19)。

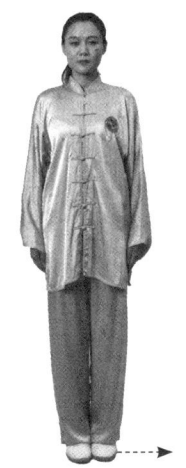

图19

2. 呼吸方法

(1)练习初期采用自然呼吸。

(2)随着练功水平的提高,自然过渡到腹式呼吸。

3. 意念活动

（1）初学时，意念端正身形、体会心静体松。

（2）练功达一定水平后，意守丹田。

4. 技术要点

（1）百会虚领，松腰竖脊，虚心实腹，立身中正。

（2）呼吸自然，周身放松，心平气和。

（3）目视前方时目光内含，神不外驰。

5. 易犯错误与纠正方法

（1）闭眼，站立不稳，身体摇晃。原因在于身体重心不平稳，或心生杂念，或气上浮。应注意重心平稳，不要偏向脚前掌或脚跟，保持立身中正，同时肩、肘、腕、髋、膝、踝等诸关节和肌肉松而不懈，气沉丹田。

（2）杂念较多。要认识到杂念也是意念，是练功不需要的意念。要有意识地将注意力转移到练功中来，可通过关注呼吸的出入或意守丹田等措施，消减练功杂念。

6. 功理与作用

端正身形，调匀呼吸，排除杂念，宁静心神，调和气血，培育元气，启动气机，使习练者逐渐进入练功状态。

第一式　韦驮献杵第一势

1. 动作说明

动作一：接上式。身体重心移至右腿，左脚向左侧开步，约与肩同宽，脚尖朝前，继而身体重心平移至两腿中间；两手自然垂于体侧；目视前方（图20）。

动作二：两肩微上提、后转、下沉，随后两臂顺势自体侧向前抬至与肩同高，掌心相对，指尖向前；目视前方（图21～图23、图23附图）。

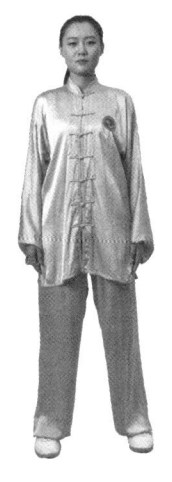
图20

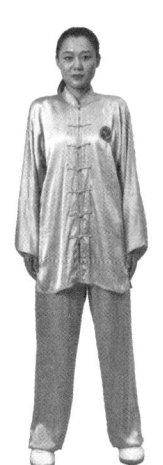
图21

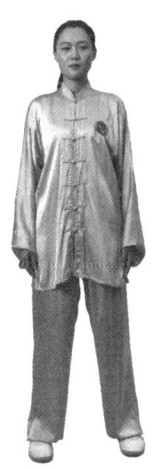
图22

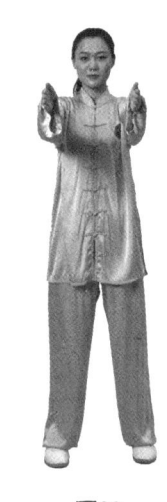 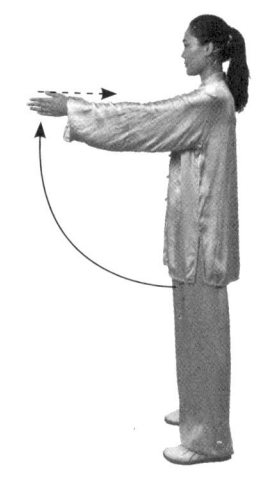

图23　　　　　　　图23附图

动作三：松肩屈肘，两臂自然回收，两掌在胸前逐渐合掌，掌根与膻中穴①同高，掌心中空，掌指向前上方约30°，掌根与胸相距约一拳距离，松肩虚腋；目视前下方。动作稍停（图24、图24附图）。

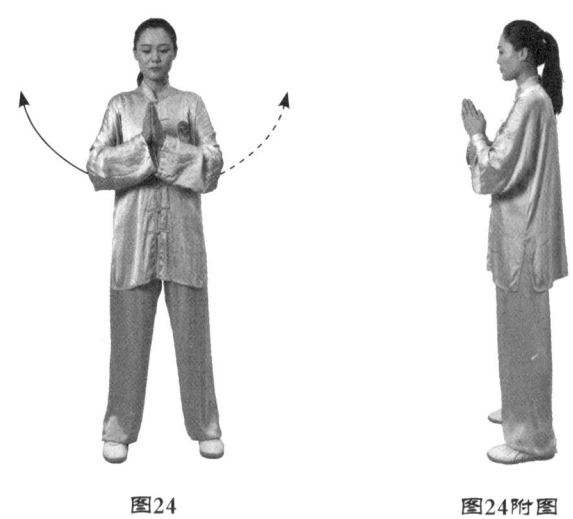

图24　　　　　　　图24附图

①膻中穴：在胸部前正中线上，两乳头连线间的中点，一般多平齐第五胸肋关节的高度。

2. 呼吸方法

（1）动作一开步时自然呼吸。

（2）动作二两臂向前抬起时吸气，动作三两臂屈肘回收、胸前合掌时呼气。

（3）两掌合掌动作稍停时自然呼吸。

3. 意念活动

（1）两臂向前抬起时，意在由两手拇指领起两臂上抬。

（2）意随两掌胸前合掌而心澄貌恭、返观内视。

4. 技术要点

（1）松肩虚腋，宽胸实腹，气沉丹田，脊背舒展，沉肩垂肘，上虚下实。

（2）两掌中空合于胸前，心静体松，呼吸自然，消除心中一切杂念。

（3）目视前下方，目光内含，气定神敛，心平气和，成谦恭状。

5. 易犯错误与纠正方法

（1）两脚开步站立时身体僵硬，挺胸昂头，腰背僵直，膝部挺直，呼吸不畅。应有意识地放松身心，百会虚领，下颌微收，头正颈直，宽胸实腹，膝关节似曲非曲，采用自然呼吸，保持周身中正、心平气和的身心状态。

（2）两臂自体侧向前抬至前平举和两掌内收于胸前合掌时，耸肩抬肘。应注意肩始终是松而不耸，沉肩与坠肘、虚腋相配合，以促进气血运行顺畅。

（3）胸前合掌时，两掌掌根离胸前太近。双手合掌于胸前时，掌根与胸的间距大约为一立拳的距离。

6. 功理与作用

（1）心神内敛，气机能定，则心境澄澈。合十当胸与两乳之间的膻中穴相对，能使肺气上下左右位置适中，强化肺主气、司呼吸的功能。肺气安，则升降开合，呼吸有度，从而达到气定神敛的目的。

（2）古人云："神住气自回。"通过神意内敛和两掌相合的动作，既可起到平心静气、均衡身体阴阳气血的作用，也可排除杂念，消除内心焦虑，稳定情绪，使心气平和、外静而内有无限生机。

7. 文献口诀

立身期正直　环拱手当胸
气定神皆敛　心澄貌亦恭

第二式　韦驮献杵第二势

1. 动作说明

动作一：接上式。两肘缓慢抬起，成胸前平屈，两掌伸平，掌心向下，指尖相对；目视前方（图25、图25附图）。

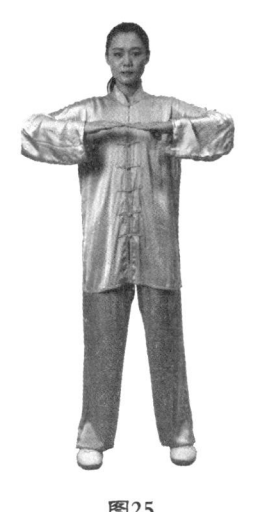
图25

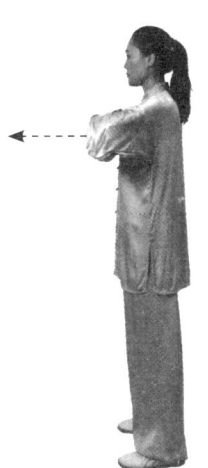
图25附图

动作二：两掌向前伸展至前平举，掌心向下，指尖向前；目视前方（图26、图26附图）。

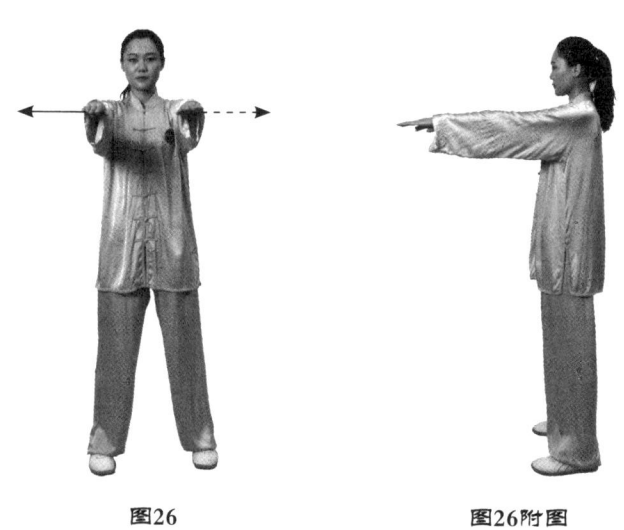

图26　　　　　图26附图

动作三：两臂向左右分开至侧平举，掌心向下，指尖向外；目视前方（图27）。

动作四：五指自然并拢，坐腕立掌，以中指引领其余四指立掌，掌心向外，指尖向上；两脚前掌内侧支撑，脚掌微外翻；目视前下方。静立片刻（图28）。

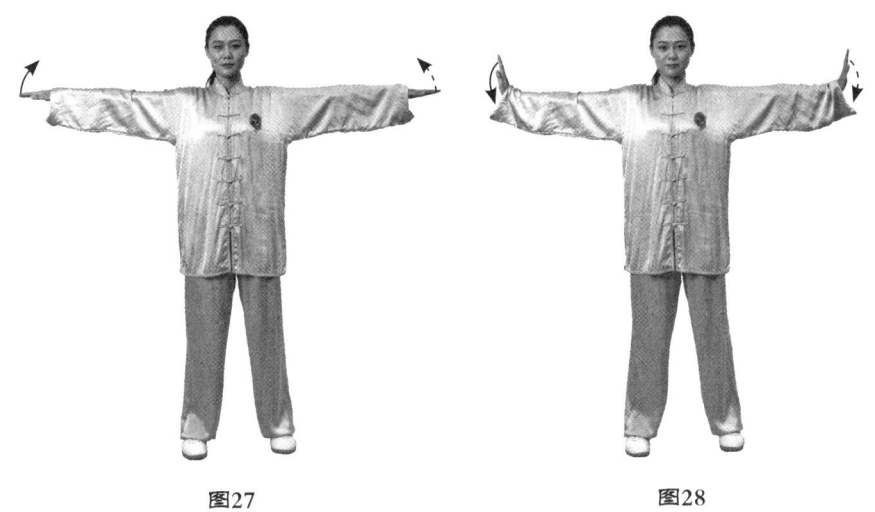

图27　　　　　　　　图28

2. 呼吸方法

（1）动作一两肘缓慢抬起时吸气，动作二两掌前伸时呼气。

（2）动作四坐腕立掌时吸气，外撑时呼气。

3. 意念活动

（1）意注四肢，周身放松。

（2）心平气静，封阴开阳。

4. 技术要点

（1）两掌外撑时，力在掌根。

（2）动作四时两脚前掌脚内侧支撑，脚掌微向外蹬。

（3）动作四坐腕立掌后静立片刻的时间因人而定，且应循序渐进地增加时间。

5. 易犯错误与纠正方法

（1）两臂侧平举时不呈水平状。可对镜练习并反复自我体悟，调节两臂保持水平状态。

（2）动作四坐腕立掌、以中指引领其余四指时，中指明显上翘。注意是在意不在形，应保持所有手指协调一致运动。

（3）两掌外撑时用僵劲，身体僵硬。应注意刚柔相济的推掌，让不该用力的肌肉放松。

6. 功理与作用

（1）《黄帝内经》有"五脏六腑之气，皆贯注于肺"和"肺朝百脉"的记述。本式通过伸展上肢、立掌外撑等技术操作，能起到梳理上肢经络气血、调练心肺之气、改善呼吸功能和促进气血畅通等功效。

（2）两掌外撑时，脚掌内侧着力，具有封阴开阳、开闭行气的作用，利于畅通三阳经的气脉。

（3）立掌外撑停留片刻，能提高肩、臂的肌肉力量，改善肩关节的活动功能，矫正腰背畸形等。

7. 文献口诀

足趾拄地　两手平开

心平气静　目瞪口呆

第三式　韦驮献杵第三势

1. 动作说明

动作一：接上式。身体放松，同时，两肩胛骨内收，双肘微上挑，松腕，然后两臂自然伸展至侧平举，掌心向下，指尖向外（图29、图29附图、图30）。

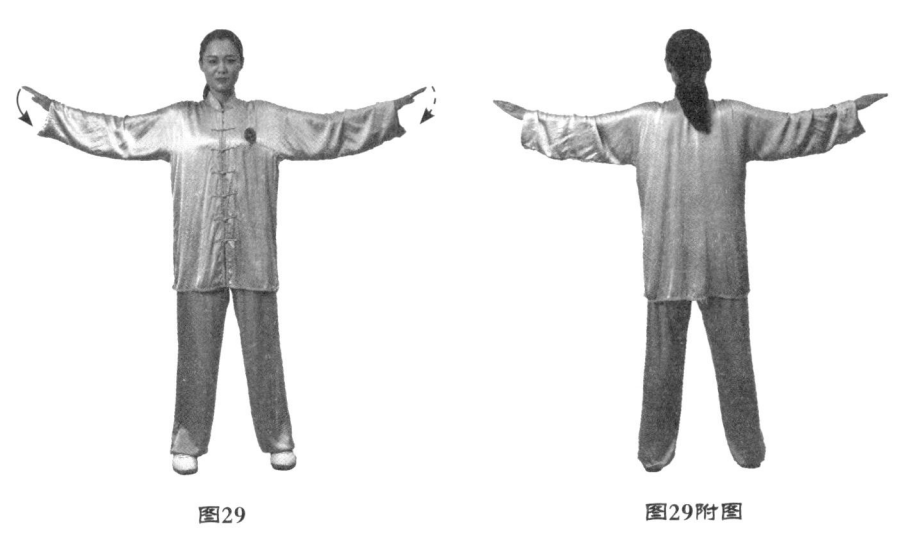

图29　　　　　　　　图29附图

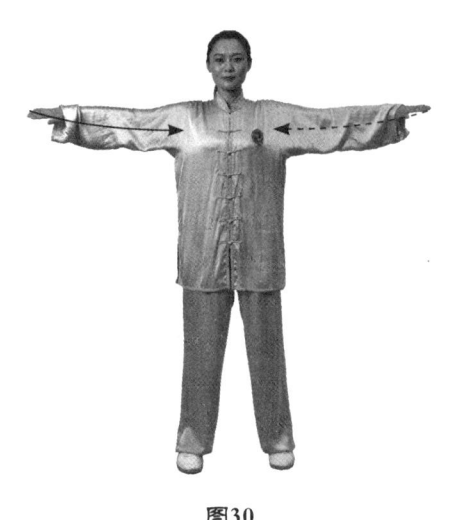

图30

动作二：两臂向前水平内收至前平举，掌心向下，指尖朝前，随后，两臂屈肘内收于胸前平屈，掌心向下，指尖相对，大拇指与胸相距约一拳；目视前方（图31、图32）。

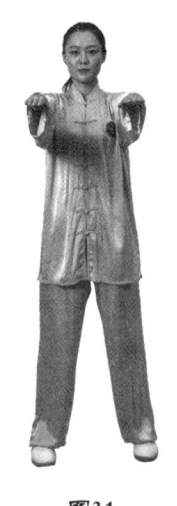

图31　　　　　　　　图32

动作三：两前臂内旋，翻掌至耳垂下，虎口相对，掌心向上，两肘外展，约与肩平；目视前方（图33、图34）。

动作四：身体重心前移至两脚前掌外侧，双脚缓慢提踵；同时，两掌缓缓上托至头顶上方，掌心向上，指尖相对；松肩伸肘，微收下颌，舌抵上腭，轻咬牙关；目视前下方。静立片刻（图35、图35附图）。

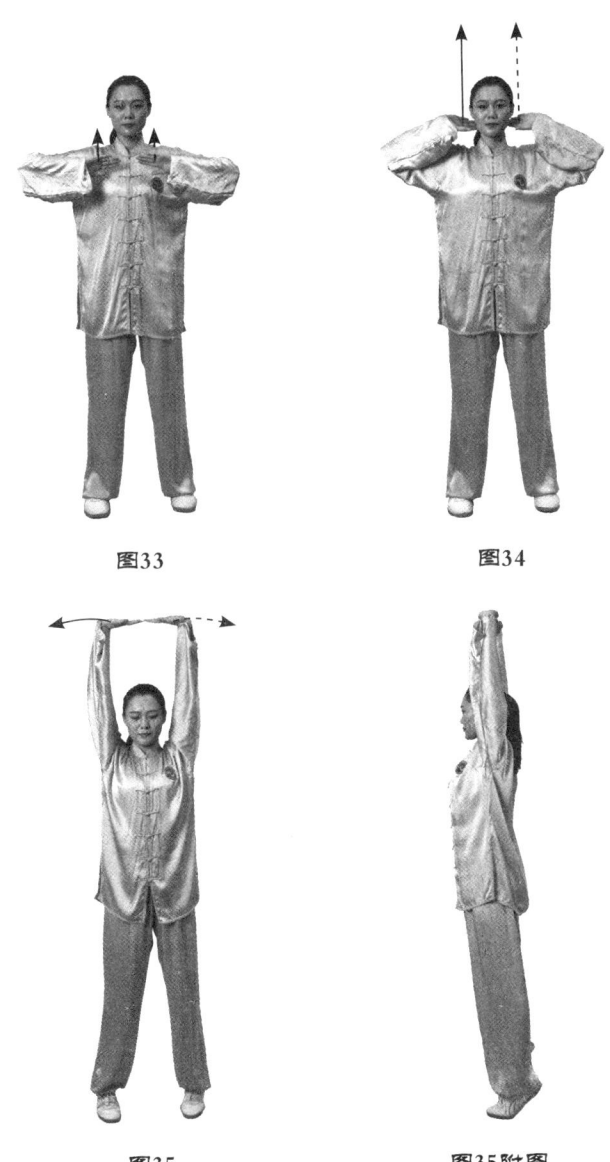

图33　　　　　　　　图34

图35　　　　　　　　图35附图

2. 呼吸方法

（1）动作四两掌上托时吸气，上托至最高点时可停闭呼吸片刻。

（2）其他动作自然呼吸。

3. 意念活动

（1）动作四双手上托时，意念通过天门穴①观注两掌。

（2）其他动作意想动作规格和要领。

4. 技术要点

（1）两肩胛骨内收时，要注意同时松肩挑肘，松腕舒指。

（2）两掌上托时，两脚掌外侧支撑，力达四肢，下沉上托，竖直脊柱，同时身体重心稍前移。

（3）两掌上托轻咬牙关，听宫穴②可察觉出细微颤动，以控制气息不上行于头。

（4）两掌上托至最高点时，两上臂向两耳处贴靠，同时松肩伸肘、掌根上撑。

（5）年老体弱者可根据自身实际调节两脚提踵的高度。

5. 易犯错误与纠正方法

（1）动作一松腕挑肘时，两肩胛骨未内收。应注意两肩胛和手臂的放松与协调运动。

（2）上托时阳刚有余或松懈而动作不能到位。应注意力点在"两

---

①天门穴：前发际内二寸，即囟（xìn）门，婴儿头顶骨未合缝的地方，在头顶的前部中央，也叫囟脑门儿。
②听宫穴：位于面部耳屏前、下颌骨髁状突的后方，张口时呈凹陷处。

头"，上在两掌，下在脚趾，两头用力，身体"中间"放松；然后，体会上托抻拉时运用的内劲，在松缓状态中渐渐增加，但要掌握好松、紧的适宜度。

（3）抬头、目视前方或上方，身体失去平衡。应注意是百会虚领、下颌微收、目视前下方，并调节身体重心至平稳状态。

6. 功理与作用

（1）通过上肢撑托和下肢提踵的技术操作，纵向拉长肢体并牵拉脊柱，可调理上、中、下"三焦"[①]之气畅通，且能将"三焦"及手足三阴经和五脏之气发动。《难经》说"三焦者原气之别使也"，通过调理"三焦"，可激发五脏六腑之气，对心肺疾病、脾胃虚弱等具有积极干预作用。

（2）提踵时，着力点在脚掌的外侧，能封阳开阴、促进开闭行气，使三阴经的气脉畅达。

（3）此式能使肩、颈部肌肉的锻炼从浅肌层深入到深肌层，进而提高肩、颈关节的活动功能及相应的肌肉力量，促进全身气血循环，对腰、肩等疾患具有良好的康复保健作用。

7. 文献口诀

掌托天门目上观　足尖著地立身端
力周骸胁浑如植　咬紧牙关不放宽
舌可生津将腭抵　鼻能调息觉心安
两拳缓缓收回处　用力还将挟重看

[①] 三焦：为六腑之一，是上焦、中焦、下焦的合称，纵贯于人体躯壳之内的上、中、下三部，有总领五脏六腑经络、内外、上下之气的功能，五脏六腑的气化功能都是通过三焦来实现的。

第四式　摘星换斗势

1. 动作说明

左摘星换斗势

动作一：接上式。两脚跟缓缓落地；同时，两手握拳，拳心向外，两臂下落至侧上举约45°，随后，两拳缓缓伸开变掌，掌心斜向下；目视前下方（图36、图37）。

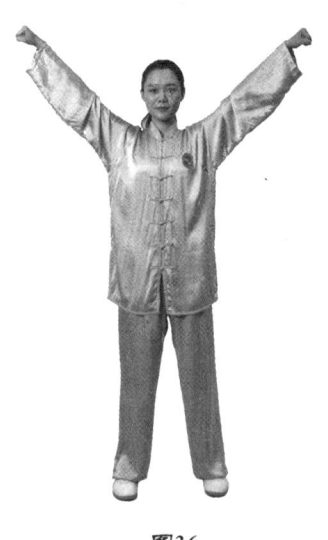

图36

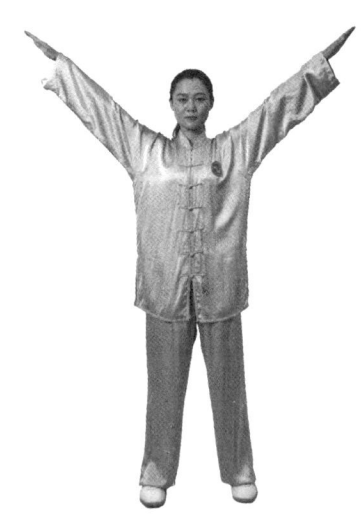

图37

动作二：身体左转，同时坐胯敛臀，膝微屈，两脚保持平行，重心位于两腿之间；同时，右掌经体前下摆至左髋关节外侧"摘星"；左掌经体侧下摆至体后腰部，使左掌背外劳宫穴①轻贴命门；目视右掌（图38、图38附图、图39、图39附图）。

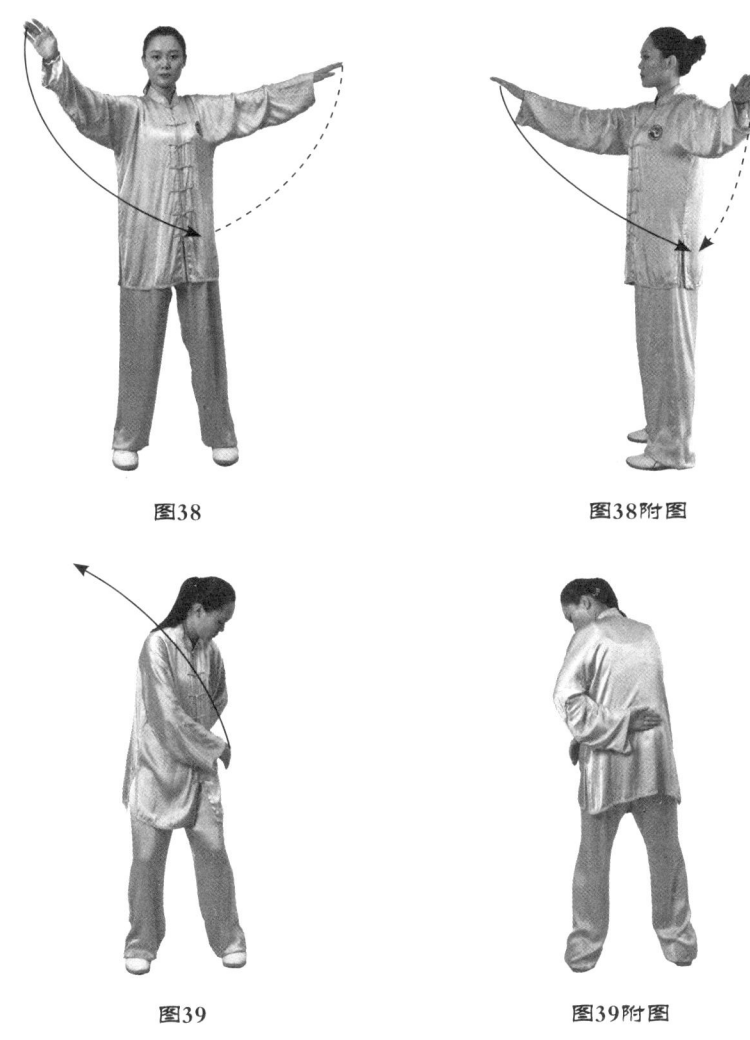

图38　　　　　　　　图38附图

图39　　　　　　　　图39附图

---

①劳宫穴：在手掌心，当第二、三掌骨之间，偏于第三掌骨，握拳屈指时中指尖处。

动作三：两膝自然伸直，身体转正；同时，以腰带臂，右掌经体前上摆至头顶右上方"换斗"，松腕，肘微屈，掌心斜向下，掌指朝左，中指尖垂直于肩髃穴①；左手背外劳宫穴轻贴腰间命门；右掌上摆时眼随手走，定势后目视掌心（图40）；静立片刻。

动作四：两臂向体侧自然伸展成侧平举，掌心向下，指尖朝外；目视前方（图41）。

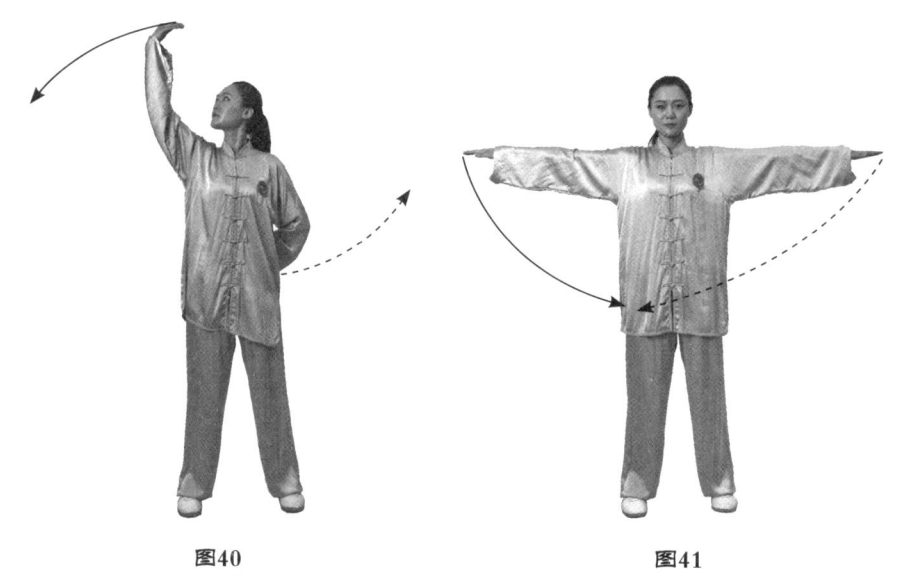

图40　　　　　　　　　　图41

右摘星换斗势

右摘星换斗势与左摘星换斗势动作相同，唯方向相反（图42、图43）。

---

①肩髃穴：在臂的上端，位于肩胛骨峰与肱骨大结之间的凹陷处。

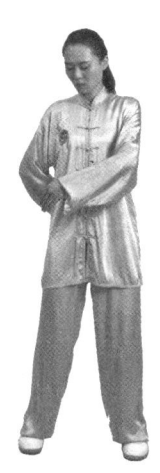
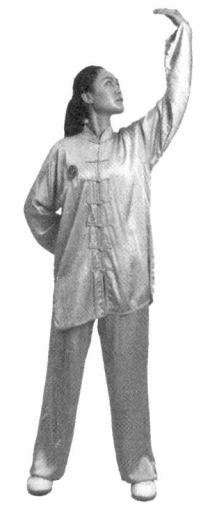

图42　　　　　　　图43

2. 呼吸方法

（1）动作二屈膝落臂"摘星"时呼气。

（2）动作三起身摆臂"换斗"时吸气。

（3）动作三静立片刻时自然呼吸。

3. 意念活动

（1）动作三手臂上摆"换斗"时，意存腰间。

（2）动作三静立片刻时意在命门。

4. 技术要点

（1）动作三静立片刻时目视掌心，意注命门。

（2）两踝、膝关节支撑稳定，不松散扭曲，身体重心不左右偏移。

（3）动作以腰为枢纽，带动诸关节协调运动。特别是转身动作要以腰带肩，以肩带臂，手掌成弧线运动。

（4）颈、肩病患者应根据自身实际灵活掌握动作幅度大小。

5. 易犯错误与纠正方法

（1）"摘星"时折髋，并改变步型。应保持微坐胯、敛臀和屈膝，且身体重心始终不左右偏移。

（2）"换斗"时，腰、臂动作脱节。注意要以腰为枢纽进行肢体运动，通过以腰带肩、以肩带臂，做好"换斗"动作。

（3）中指尖未垂直同侧肩髃穴上方。可对镜练习自我观察，调节手臂位置。

（4）贴命门手掌的指尖上翘或下垂。注意手掌应横贴在腰间命门处。

6. 功理与作用

（1）通过阳掌转阴掌（掌心向下）的动作导引，以及目视掌心的同时意注腰间命门穴，可引心火下降，使肾水上济，将发动的人体真气收敛下沉于腰间两肾及命门，起到壮腰健肾、延缓衰老的健身功效。

（2）左右"摘星""换斗"时，腰部转动和头部俯仰的规律性运动对人体颈、胸、腰椎等有积极的调节作用。

7. 文献口诀

只手擎天掌覆头　更从掌内注双眸

鼻端吸气频调息　用力收回左右眸

第五式　倒拽九牛尾势

1. 动作说明

右倒拽九牛尾势

动作一：接上式。身体重心左移，以右脚掌为轴，右脚跟内转约45°；同时，身体右转约45°（图44）。随即重心移至右脚，右腿屈膝，左脚向左侧后方约45°撤步，成右弓步；同时，左手由上向前、向下、向后摆至身后，约与命门同高，掌心斜向上，右手向下、向前、向上摆至前上方，稍高于肩，掌心斜向上（图45～图47）。随后，两手从小指到大拇指依次屈拢握拳，双拳拳心向上；目视右拳（图48）。

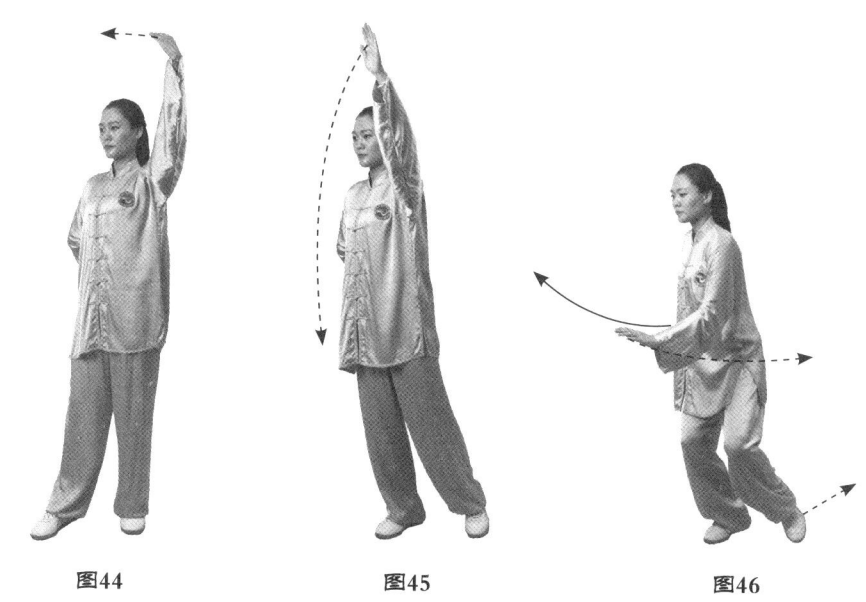

图44　　　　　图45　　　　　图46

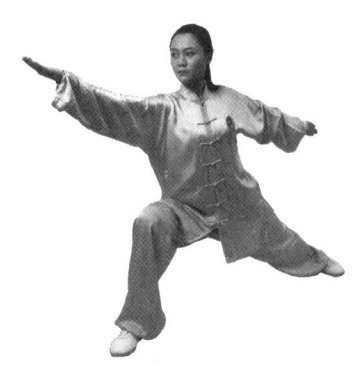
图47

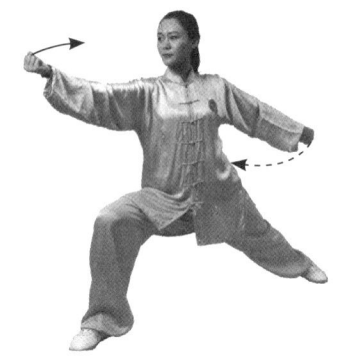
图48

动作二：身体重心后移，右腿后蹬、左腿屈膝成四六步（重心四分在前、六分在后），躯干右转，以腰带肩，以肩带臂，两臂屈肘前拽后拉；右拳拽至右肩前，同时外旋，右拳与肩同高，拳心朝向体内，上臂与前臂之间约成60°角；左拳后拉至腰间与命门同高，与命门相距约10厘米，拳心朝向体外；目视右拳（图49、图49附图）。

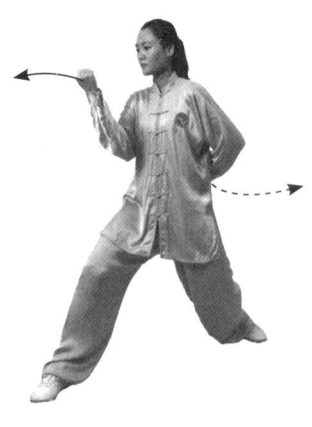
图49

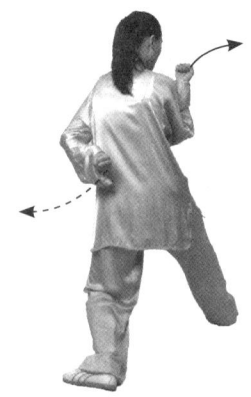
图49附图

动作三：身体重心前移，成右弓步；同时，以腰带肩，以肩带臂，两臂放松回旋，前后自然伸直，右拳稍高于肩，拳眼向上，左拳与命门同高，拳眼向下；目视右拳（图50）。

重复动作二至动作三两遍，共做3遍。

动作四：身体重心微后移，右脚尖内扣至正前方，随后身体重心移至右脚，左脚收回至右脚内侧，脚尖向左约45°；同时，双手由拳变掌，两臂自然垂于体侧；目视前下方（图51、图51附图、图52）。

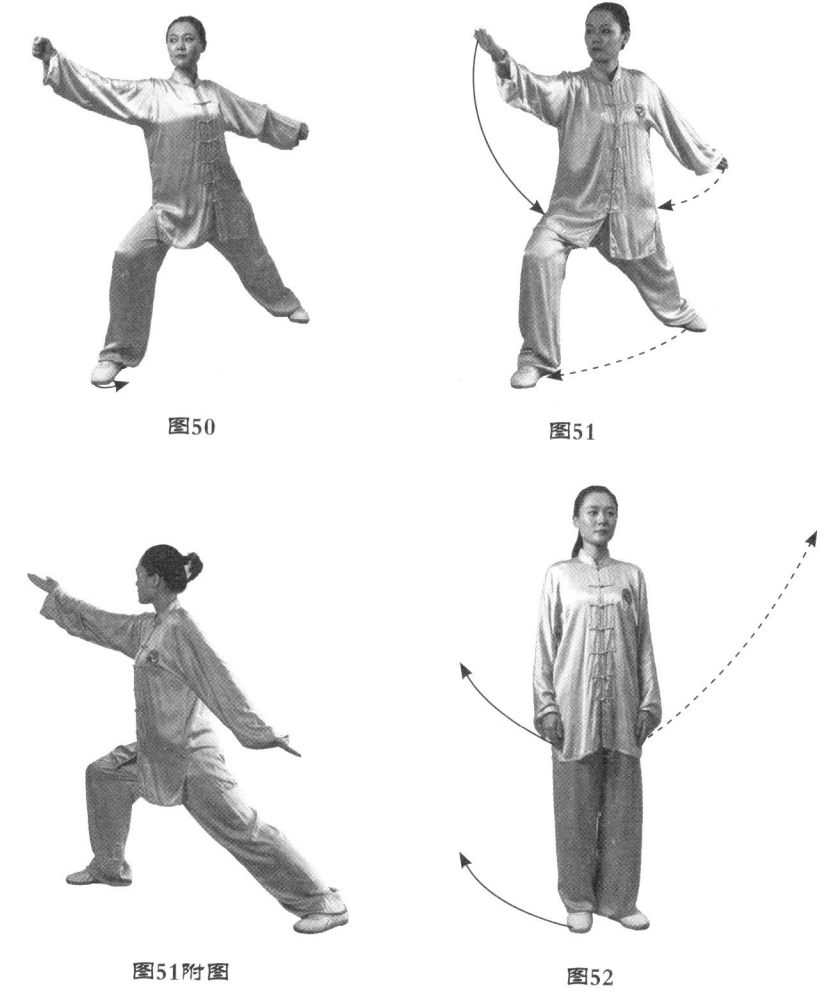

图50　　　　　图51

图51附图　　　　　图52

左倒拽九牛尾势

动作五：身体重心移至左脚，右脚向右后方约45°撤步成左弓步；同时，右臂后摆至身后，右掌与命门同高，掌心斜向上；左臂由体侧向前、向上摆至前上方，左掌稍高于肩，掌心斜向上；目视左手方向（图53）。两掌从小指到大拇指依次屈拢握拳，双拳拳心向上；目视左拳（图54）。

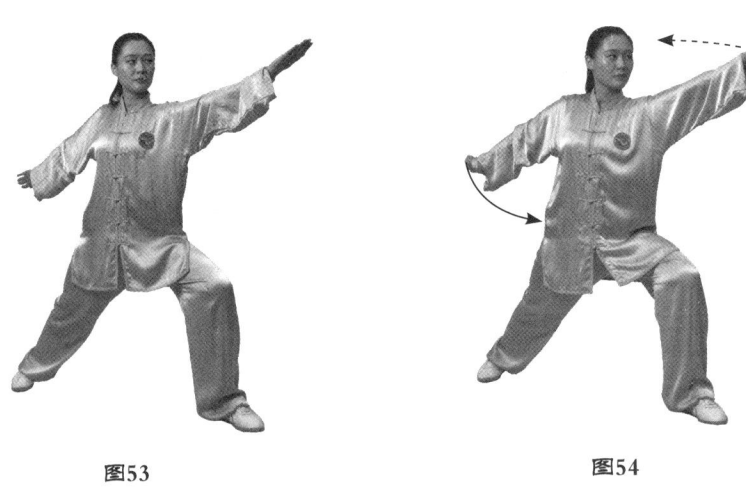

图53　　　　　　　　　　图54

动作六：身体重心后移，左腿后蹬、右腿屈膝成四六步（重心四分在前、六分在后），躯干左转，以腰带肩，以肩带臂；两臂屈肘前拽后拉；左拳拽至左肩前，同时外旋，左拳与肩同高，拳心朝向体内，上臂与前臂之间约成60°角；右拳后拉至与命门同高，与命门相距约10厘米，拳心朝向体外；目视左拳（图55、图55附图）。

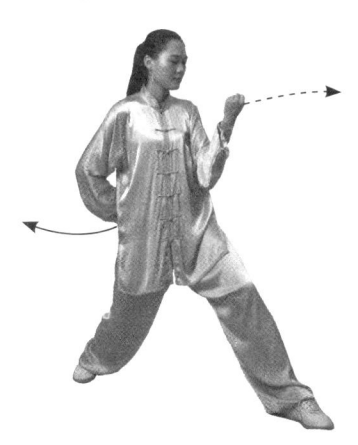
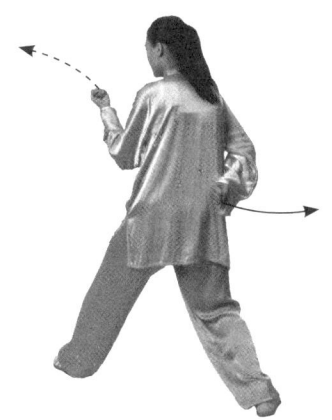

图55　　　　　　　　　　图55附图

动作七：身体重心前移，成左弓步；同时，以腰带肩，以肩带臂，两臂放松前后自然伸直，左拳稍高于肩，拳眼向上，右拳与命门同高，拳眼向下；目视左拳（图56）。

重复动作六至动作七两遍，共做3遍。

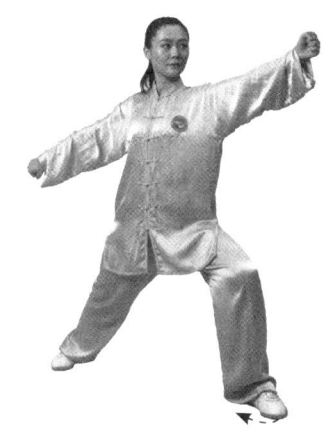

图56

2. 呼吸方法

（1）动作二、动作六重心后移两臂前拽后拉时呼气。

（2）动作三、动作七重心前移两臂前后伸直时吸气。

3. 意念活动

（1）动作二、动作六两臂前拽后拉时，意注两膀。

（2）动作三、动作七两臂前后松展时，意在丹田。

4. 技术要点

（1）以腰带肩，以肩带臂，力贯双膀。如拽牛尾，松紧适宜，两膀与腰乃至整个脊柱的旋转要有机配合、连贯协调。

（2）两臂握拳拽拉与放松伸展时，动作的内合、外展与呼吸的出、入配合要协调自然，并与丹田气机的开合相应。

（3）向后撤步成弓步时，注意掌握重心，保持身体平稳，特别是年老体弱者撤步不宜过大，可选择站高架练习。

5. 易犯错误与纠正方法

（1）两臂前拽后拉用力过度、动作僵硬。动作应注意协调自然、和柔舒缓、适度用力，且留有余力。

（2）身体前倾或后仰，重心过于放在后脚上。身体应有前顶后撑之力，重心四六前后分开，注意保持重心平稳。

（3）两臂未旋转或旋拧不到位。可反复练习手臂旋拧的分解动作，然后再练习以腰部旋转带动手臂旋转。

（4）屈肘时内收过度或腰未转动。应注意体会用力顺序，要通过以腰带肩、以肩带臂内收，上臂与前臂收至夹角约成60°为止。

6. 功理与作用

（1）通过腰的拧转，带动两肩胛活动，可运转带脉，旋转脊柱，刺激背部夹脊①、肺俞②、心俞③等诸穴位，达到疏通夹脊、调练心肺、增强脊柱韧性等作用。

（2）通过四肢上下协调活动和身体重心的前后移动，可促进周身气血循环畅通，提高四肢肌肉力量及诸关节的活动功能。

7. 文献口诀

两髋后伸前屈　小腹运气空松
用力在于两膀　观拳须注双瞳

---

①夹脊：道家丹门术语。两肩胛辅夹其脊，形成一夹道，因名夹脊。
②肺俞：在背上部，当身柱穴（第三与第四胸椎棘突之间凹陷处）的外侧一寸五分处。
③心俞：在背中部，当神道穴（第五与第六胸椎棘突之间凹陷处）的外侧一寸五分处。

第六式　出爪亮翅势

1. 动作说明

动作一：接上式。身体重心微后移，左脚尖内扣至正前方，紧接着，身体重心移至左脚，右脚上步，两脚平行开立，两脚内侧间距约与肩同宽；同时双拳变掌，右臂外旋，左臂内旋，两臂自然摆至侧平举，两掌与肩同高，掌心向前，指尖向外（图57、图58）。随后，两臂向前水平内收至前平举，两掌掌心相对，指尖向前（图59）。接着，两臂屈肘内收，虚腋，成柳叶掌立于云门穴①前，掌心相对，指尖向上；目视前下方（图60、图60附图）。

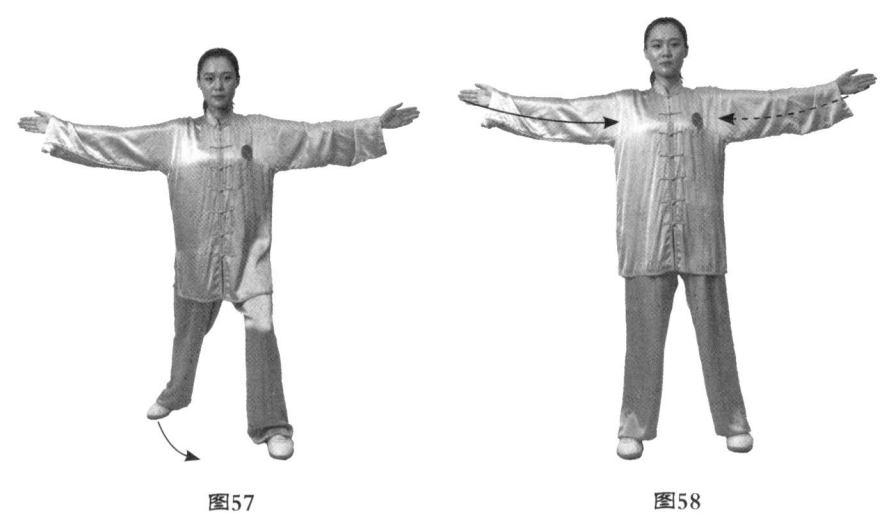

图57　　　　　　　　　图58

---

①云门穴：在锁骨之下，肩胛骨喙突内方的凹陷处。

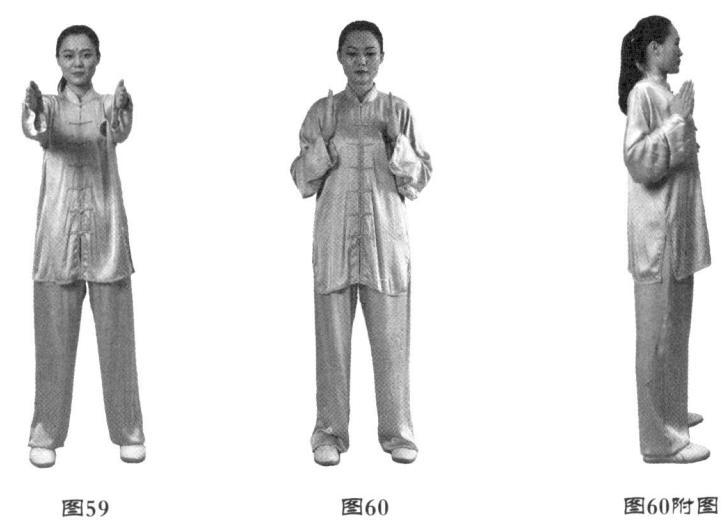

图59　　　　　　图60　　　　　　图60附图

动作二：展肩扩胸，保持头正颈直，掌心相对（图61、图61附图）。然后，松肩，两臂同肩宽缓缓前推，双掌由掌心相对逐渐转掌心向前，五指慢慢分开，先大拇指、小指分开，随后食指、无名指分开，成荷叶掌，指尖向上、内扣，掌根前推，掌心微内凹，脚趾抓地；瞪目，双目透过虎口前视。静立片刻（图62、图62附图）。

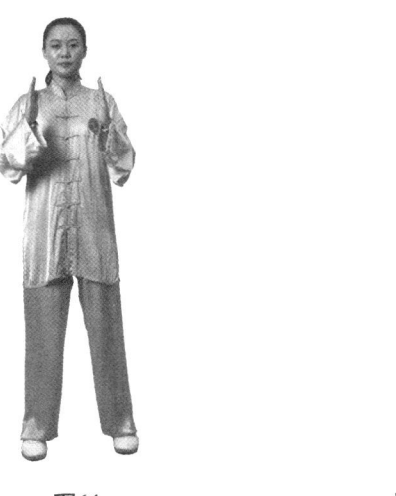

图61　　　　　　图61附图

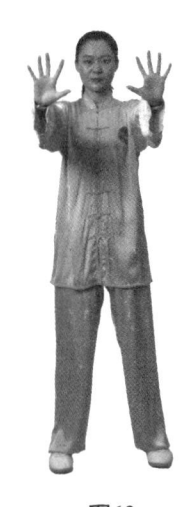
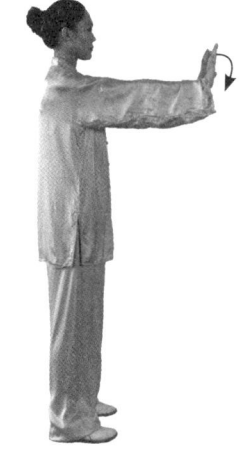

图62　　　　　　　　图62附图

动作三：松腕，舒指并拢，先食指、无名指向中指并拢，随即大拇指、小指并拢，转掌心向下，指尖向前，随后屈肘、收臂，成柳叶掌立于云门穴前；目视前下方（图63～图65）。

重复动作二至动作三，共做3遍或7遍。

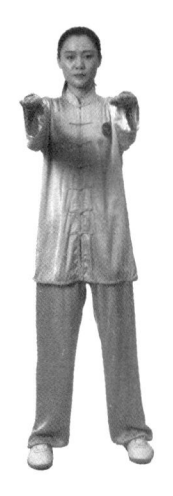
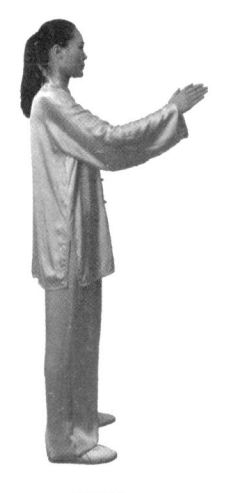
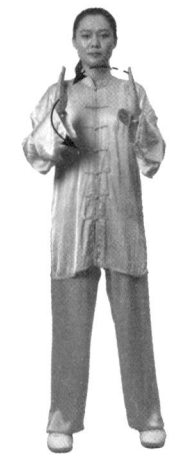

图63　　　　　　图64　　　　　　图65

2. 呼吸方法

（1）动作二向前推掌时呼气。

（2）动作三两掌收回时吸气。

（3）推、收掌的转换过程中，可运用自然呼吸加以调整。

3. 意念活动

（1）动作二两掌缓缓推出时，意念先是轻如推窗，随着逐渐分指、力达指尖，意念转换成重如排山。

（2）动作三两掌收回时，意如海水还潮，将自然清气收回体内。

4. 技术要点

（1）立掌于云门穴时，展肩扩胸要充分，同时保持头正颈直、沉肩坠肘。

（2）两手成荷叶掌前推时，脚趾抓地，腰部放松，力达指端，同时鼻息调匀，分指瞪目；两掌收回时并指松腕，目光随手臂柔和缓慢地收回。

（3）两掌的推、收与呼吸的出、入应协调配合、气尽势成。

5. 易犯错误与纠正方法

（1）展肩扩胸不充分、头部后仰。两个肩胛内收要充分，并保持头正颈直、两掌指间向上立于云门穴处。

（2）展肩扩胸时，抬肘耸肩。应保持两掌掌心相对立于云门穴前，肩胛内合，且沉肩坠肘。

（3）呼吸不自然，强呼强吸、憋气等。应以自然呼吸为主进行练习。

6. 功理与作用

（1）中医认为"肺主气，司呼吸"。通过伸臂推掌、屈臂收掌、展肩扩胸的动作导引，可反复启闭云门、中府[①]等穴，促进自然清气与人体真气在胸中交汇融合，达到改善呼吸功能及促进全身气血运行畅通的作用。

（2）中医学认为"肝主筋，开窍于目""爪为筋之余"。分指、瞪目可疏泄肝气，舒畅气机；脚趾抓地，刺激涌泉穴[②]；腰部放松，培补肾气。

（3）两臂回收时，两肩胛骨内收动作，有益于调理心肺功能、改善肩颈不适等症状。

7. 文献口诀

挺身兼怒目　推手向当前

用力收回处　功须七次全

[①]中府穴：在云门下一寸六分。乳上三肋间。
[②]涌泉穴：位于足前部凹陷处第二、三跖趾缝纹头端与足跟连线的前三分之一处，为全身俞穴的最下部，乃是肾经的首穴。

第七式　九鬼拔马刀势

1.动作说明

右九鬼拔马刀势

动作一：接上式。躯干右转45°；同时，右手外旋至与大包穴同高，掌心向上，指尖向前，左手内旋至胸前与云门穴同高，掌心向下，指尖向后，两掌掌心斜相对；目视右下方（图66、图66附图）。随后，右手内收经右腋下向斜下45°后伸，掌心斜向上；同时左手由右胸前向斜上45°前伸，掌心斜向下。随后，以腰带臂，左臂下摆至侧平举，右臂上摆至侧平举，掌心朝下，指尖朝外；目视前方（图67、图68）。

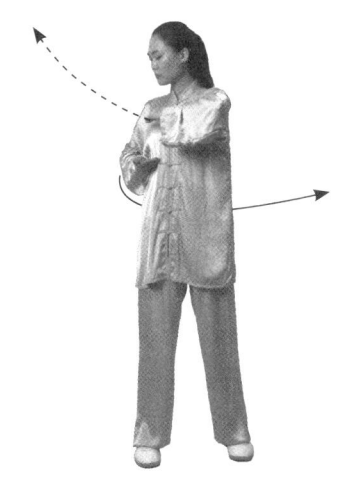

图66

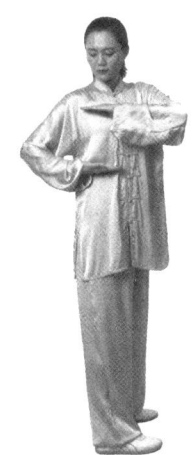

图66附图

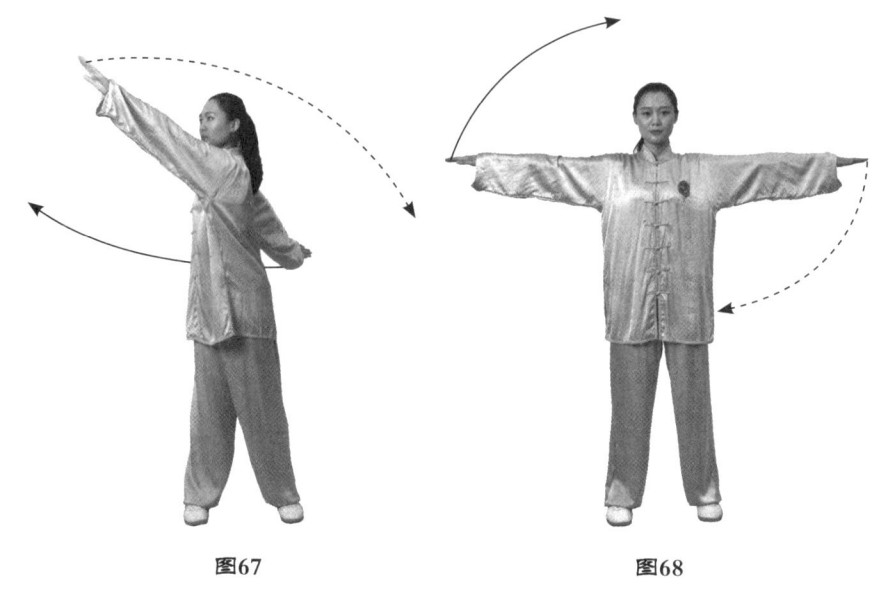

图67　　　　　　　图68

动作二：躯干继续左转约45°；同时，右手斜上举由前向左绕头半周，右掌贴于左耳，劳宫穴对应耳门，右前臂内侧贴于后脑玉枕穴；左手经体侧下摆至腰间命门，屈肘，手背贴于命门，掌心向后，指尖向上；摆臂时目随右手，定势后目视左下方（图69、图69附图、图70、图70附图）。随后，两脚保持不动；头右转，右掌摩耳，至中指按压耳廓，手掌扶按玉枕①，同时，展臂扩胸，两肘展至左右两侧；目视右肘尖方向。静立片刻（图71、图71附图）。

---

①玉枕穴：在后头部，当脑户穴（枕外隆凸上缘）的外侧一寸五分处。

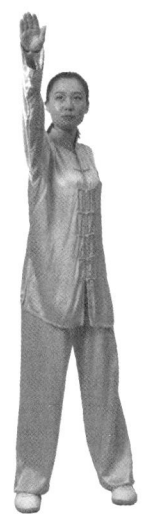 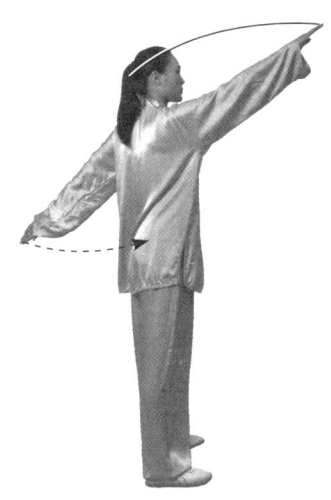

图69　　　　　　　　图69附图

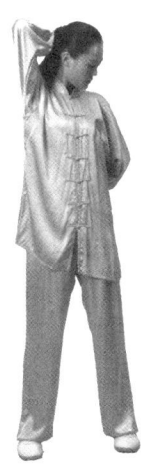 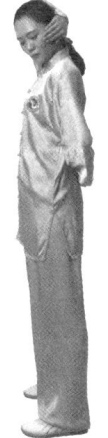

图70　　　　　　　　图70附图

第二章　健身气功·易筋经功法功理

97

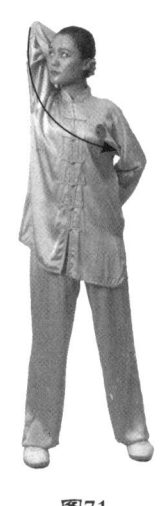 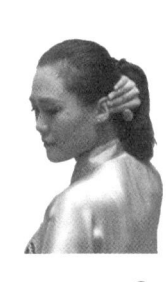 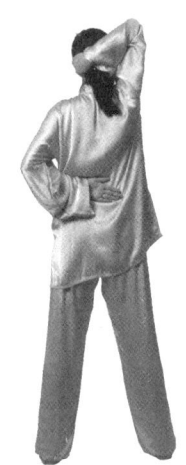

图71　　　　　图71附图①　　　　　图71附图②

动作三：两脚不动，屈膝，两膝正对前方，收腹，下坐敛臀，同时，上体左转，向左转头，两臂内收，含胸、转腰；左手指尖向上，沿脊柱尽量上推；目光经左脚转看右脚跟方向。动作稍停（图72、图72附图）。

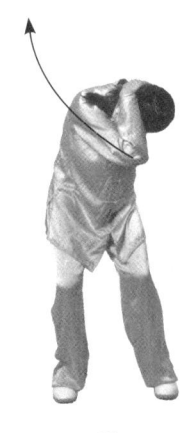 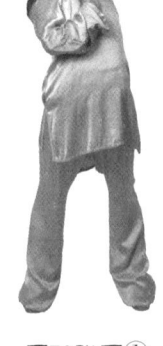 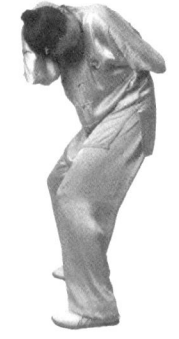

图72　　　　　图72附图①　　　　　图72附图②

动作四：两腿自然伸直，身体转正；随后，头右转，展臂扩胸，左手下落至命门；目视右肘尖方向。静立片刻（图73）。

重复动作三至动作四两遍，共做3遍。唯第三遍结束时，两腿自然伸直，身体转正；目视前方（图74）。

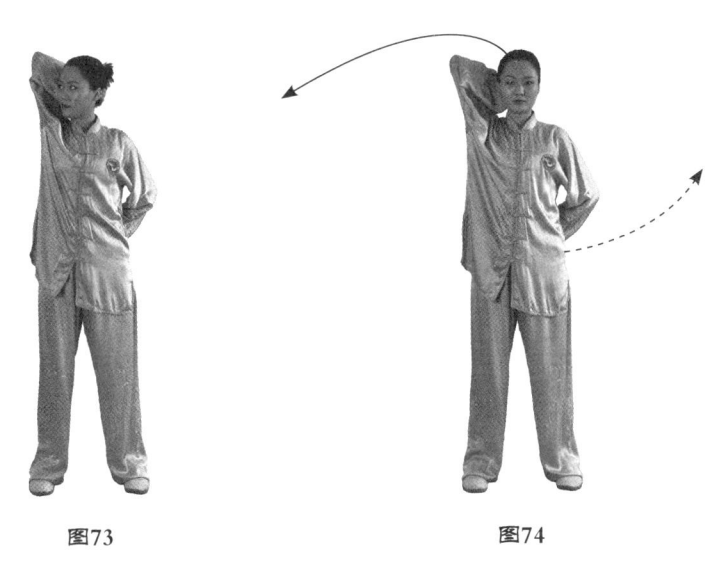

图73　　　　　　　　　图74

动作五：右手经头顶上方摆至右侧平举，并逐渐转掌心向下，指尖向外；同时，左手由命门经体侧上摆至侧平举，掌心向下，指尖向外；目视前下方（图75）。

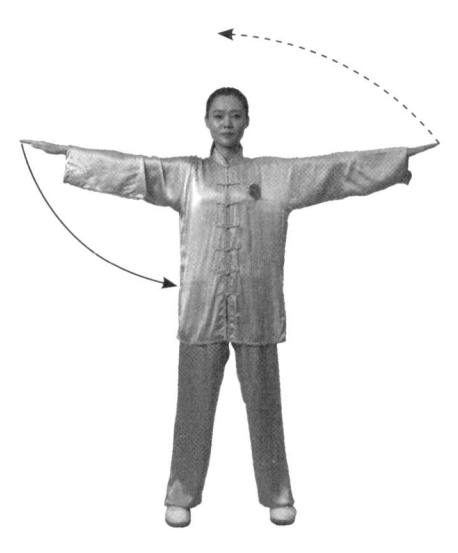

图75

左九鬼拔马刀势

左九鬼拔马刀势与右九鬼拔马刀势动作二、三、四、五相同,唯方向相反(图76~图82)。

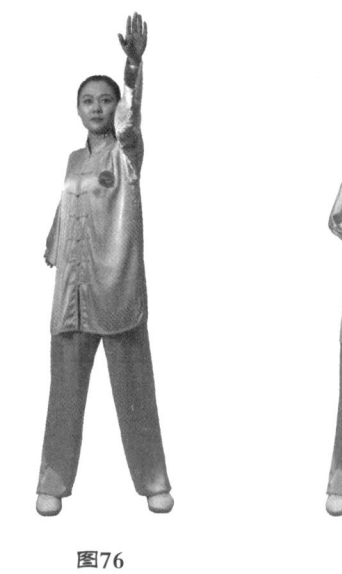
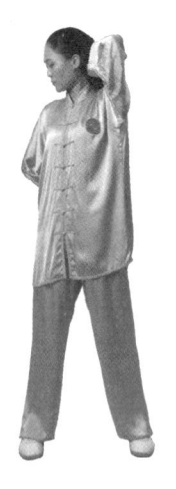
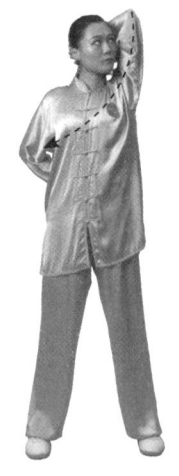

图76　　　　　图77　　　　　图78

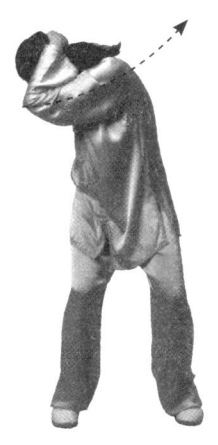
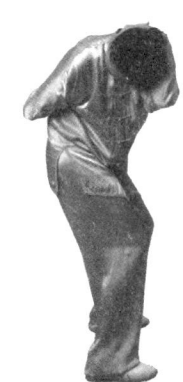

图79　　　　　　　图79附图

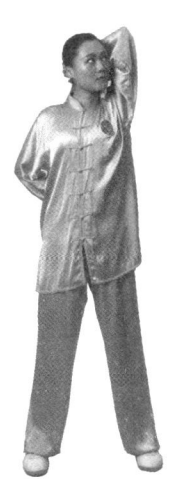
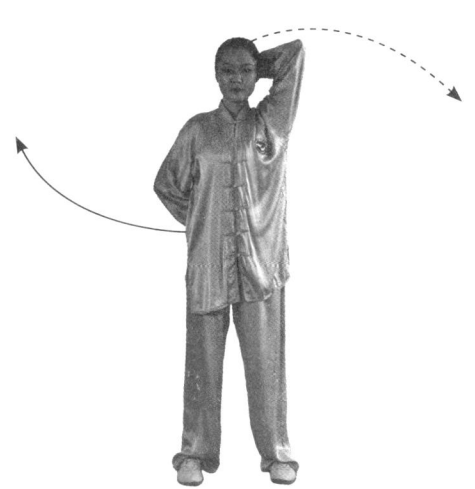

图80　　　　　　　图81

第二章　健身气功·易筋经功法功理

101

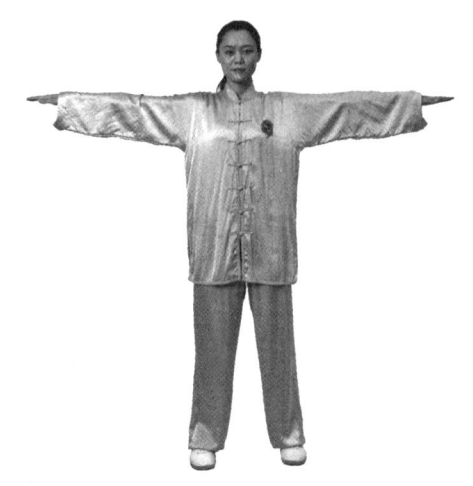

图82

2. 呼吸方法

（1）动作三下蹲转身时呼气。

（2）动作四起身直立时吸气。

（3）动作二和动作四静立片刻、动作三动作稍停时自然呼吸。

3. 意念活动

（1）动作二屈膝下蹲时，意在体会脊柱的旋屈。

（2）动作三起身直立时，意在体会肩胛部的抻拉反应。

4. 技术要点

（1）脊柱旋转屈伸，充分拧转；对拉拔长脊柱各节椎体，舒展脊背，用力适度。

（2）屈膝合臂时，后臂充分上推，用力宜柔和缓慢，腋下需贴紧关闭，闭而凝气。

（3）屈膝下蹲，保持身体重心在两脚之间不动和高马步步型姿态不变。

（4）高血压、颈椎病或年老体弱者，头部转动的幅度应小且柔缓。

5. 易犯错误与纠正方法

（1）屈膝合臂时，身后之臂松懈。要注意身后之臂，应主动尽量上推。

（2）下肢出现"跪膝"。应两膝微屈，膝盖正向前方，且膝垂线不超过脚尖，身体重心在两脚之间，不左右偏移。

（3）屈膝下蹲时，双肩倾斜。应将双肩保持在一个平面上。

6. 功理与作用

（1）通过身体的旋转、伸展等运动，可使全身真气开、合、启、闭，强化脾、胃、肾等脏器功能，具有疏通尾闾、夹脊和玉枕等穴位气机的作用。

（2）通过对脊柱的拧转、松开，可提高脊柱肌肉的伸缩能力，增强颈、肩、腰背部肌肉力量，改善人体脊柱的活动功能。

7. 文献口诀

> 侧首弯肱　抱顶及颈
> 自头收回　弗嫌力猛
> 左右相轮　身直气静

第八式 三盘落地势

1. 动作说明

动作一：接上式。重心右移，左脚向左侧开步，两脚间距约为肩宽的1.5倍，脚尖向前；目视前下方（图83、图84）。

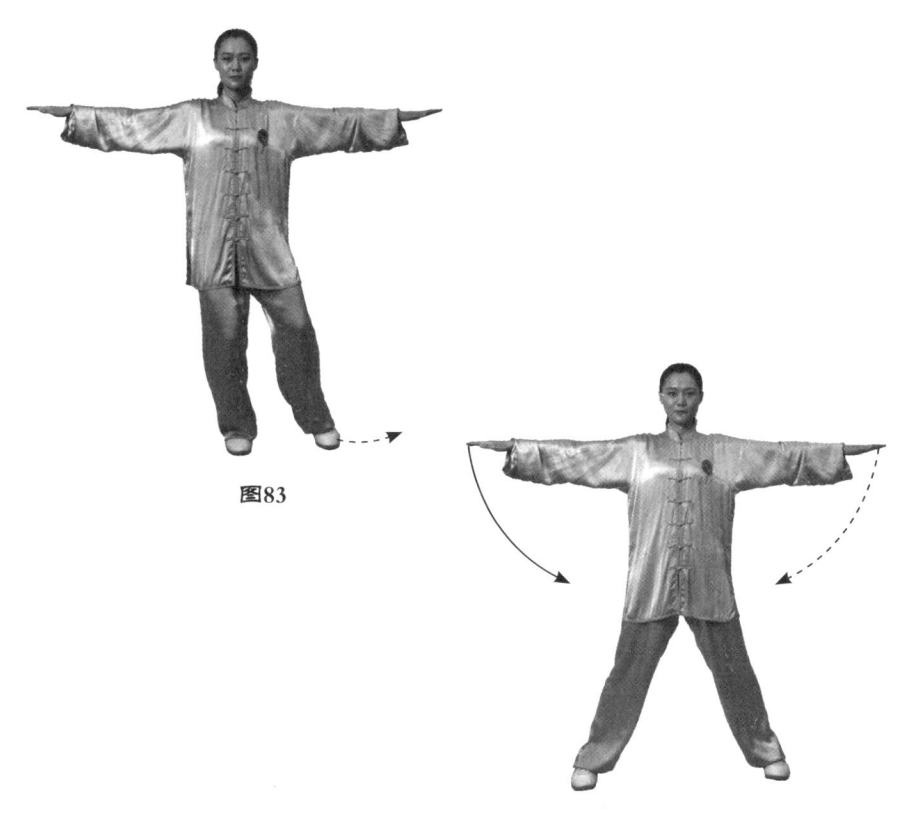

图83

图84

动作二：屈膝下蹲，沉肩、坠肘，两掌下按，约与环跳穴①同高，两肘微屈，掌心向下，指尖向外；同时，口吐"嗨"音，音吐尽时，舌尖轻舐上下牙之间，终止吐音；目视前下方（图85）。

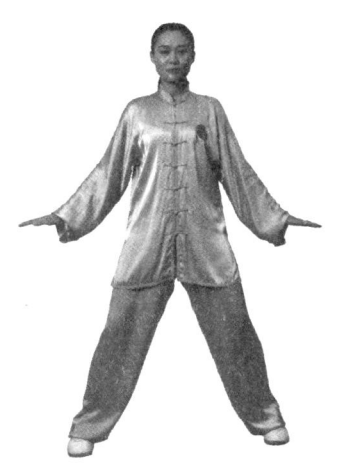

图85

动作三：翻掌心向上，指尖向外，肘微屈，缓缓起身直立；同时，两掌上托至侧平举，掌心向上，指尖向外；目视前方（图86、图87）。

---

①环跳穴：在大腿外侧面的上部，股骨大转子与骶管裂孔连线的外三分之一与内三分之二的交接处。

健身气功・易筋经

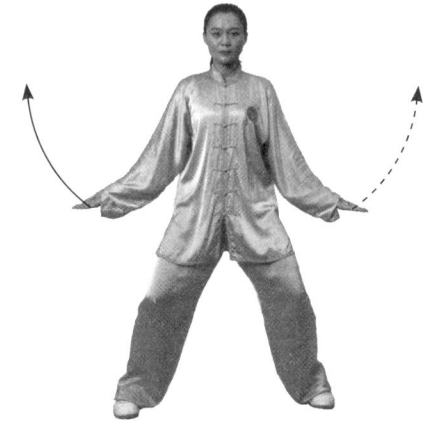

图86

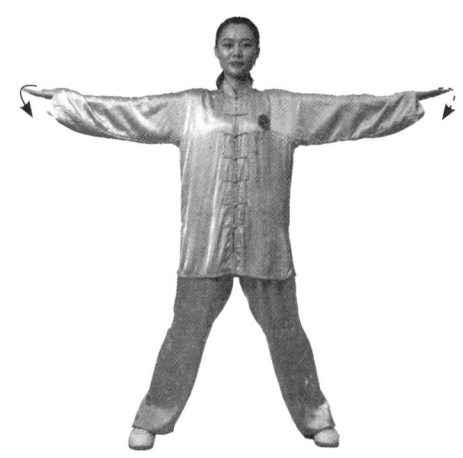

图87

106

两臂转掌心向下，重复动作二至动作三，共做3遍。第一遍微蹲，大腿与小腿夹角约135°（图86）；第二遍半蹲，大腿与小腿夹角约90°（图88、图89）；第三遍全蹲（图90、图91）。

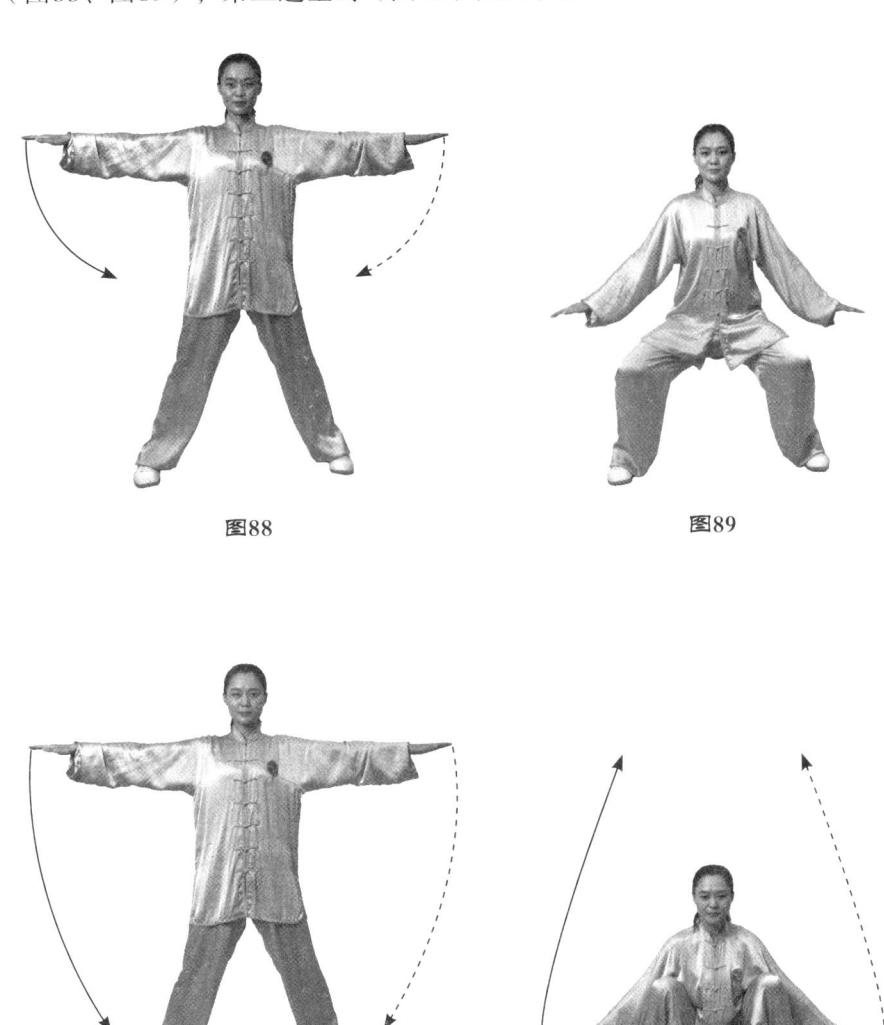

图88　　　　　　　　图89

图90　　　　　　　　图91

2. 呼吸方法

（1）动作二下蹲按掌时用口吐气发"嗨"音。

（2）动作三两掌上托时吸气。

3. 意念活动

（1）动作二下蹲时，意想两掌如按水中之球。

（2）动作三起身时，意想两掌如托千斤重物。

4. 技术要点

（1）下蹲时，百会虚领、松腰敛臀、尾闾下垂与屈膝下按动作应协调一致。

（2）吐"嗨"音时，口微张，上唇着力压龈交穴[①]，下唇放松，不着力于承浆穴[②]；气沉丹田，音从喉出。闭口时，舌抵上腭，身体中正安舒。

（3）下蹲与起身时，上体始终保持中正安舒，不可前俯或后仰，两掌阴阳转换要缓慢圆活、劲力连贯、顺畅自然。

（4）年老体弱者，下蹲深度可灵活掌握，甚至做3次"高蹲"也可。

---

①龈交穴：该穴位于人体的面部，当上唇的尖端，人中沟下端的皮肤与唇的移行部。
②承浆穴：承浆穴是任脉与足阳明胃经的交会穴，在面部，当颏唇沟的正中凹陷处。

5. 易犯错误与纠正方法

（1）重心不稳，俯身翘臀。应注意保持上体中正安舒，下蹲幅度需因人而异、循序渐进、逐渐加大，切忌不符合自身实际而破坏身形中正强行下蹲。

（2）口吐"嗨"音不标准。应对着镜子反复练习"嗨"音，矫正口型，声发喉音，气沉丹田。

6. 功理与作用

（1）通过下肢的屈蹲、起身运动，配合口吐"嗨"音，可使体内真气在胸腹间相应地降、升，达到心肾相交、水火既济的健身作用。

（2）可增强腰腹及下肢力量，起到壮丹田之气、强腰固肾的功效。

7. 文献口诀

上腭坚撑舌　张眸意注牙

足开蹲似踞　手按猛如拿

两掌翻齐起　千斤重有加

瞪睛兼闭口　起立足无斜

第九式　青龙探爪势

1. 动作说明

左青龙探爪势

动作一：接上式。重心右移，左脚收回，两脚平行，与肩同宽（图92）。然后，两手握固，两臂屈肘内收于腰间，拳轮贴于章门穴①，拳心向上，拳眼向外；目视前方（图93～图95）。

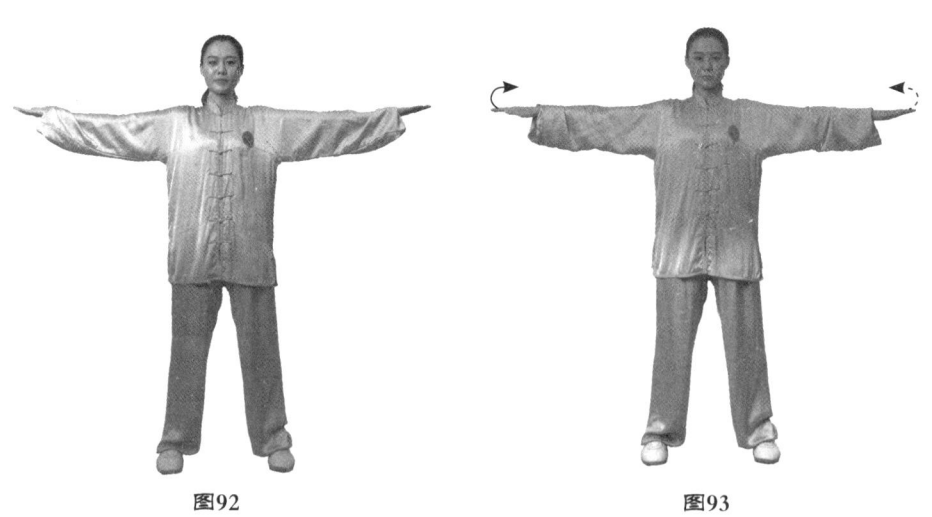

图92　　　　　　　　　图93

---

①章门穴：在腹侧部，在第十一肋游离端稍下方处。

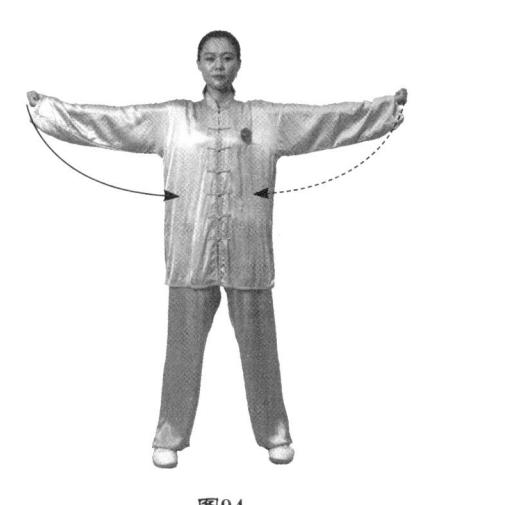
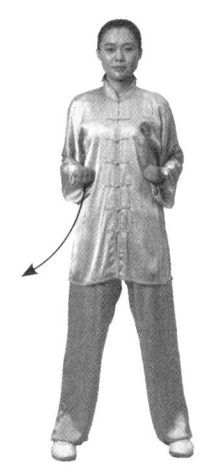

图94　　　　　　　　　图95

动作二：右臂向斜下伸直，同时，右拳变成掌，掌心向前，随后，右臂外旋上托至侧平举，掌心逐渐转为向上，指尖向右；目随手动（图96、图97）。

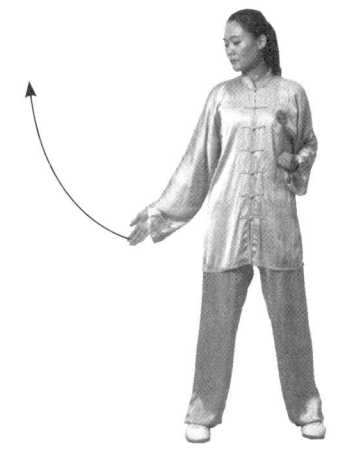
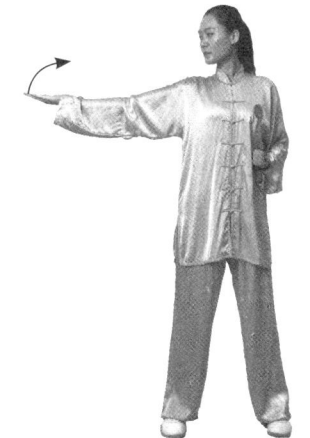

图96　　　　　　　　　图97

动作三：右臂屈肘、屈腕，右掌变龙爪，指尖向左，经下颌向身体左侧水平探出，目随手动；躯干随之向左转约90°；目视右龙爪方向（图98、图99）。

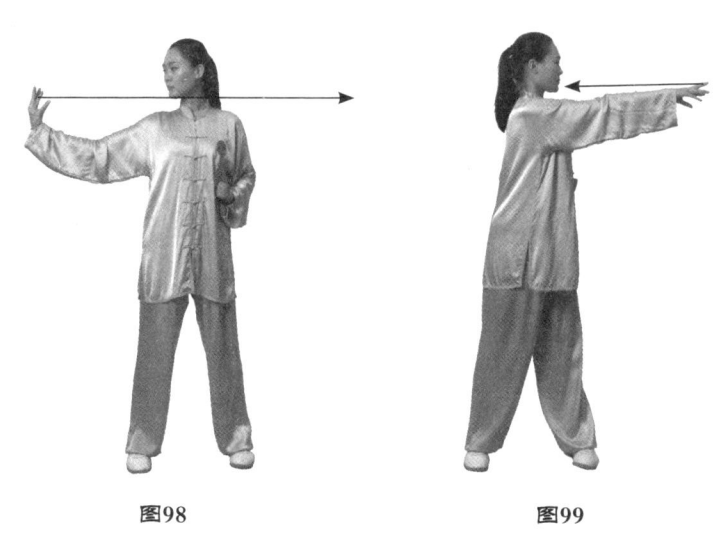

图98　　　　　　　　图99

动作四：右爪变掌收至左肩前，掌心向下，指尖向左，同时身体转回约45°，随后，手掌经躯干左侧下按，沿下肢外侧按至左脚外踝处，掌心向下，指尖向后；目视右掌（图100～图102）。躯干由左前屈转至右前屈，并带动右掌经两脚前划弧至右脚外踝处，掌心向下，指尖向前。随即右臂外旋，右掌旋转至指尖向后、掌心向下，此时头部与尾椎在前后正中线上，接着提腕，掌心向前、指尖向下，握固，拇指抵掐无名指根节内侧，小指至食指依次屈拢收握；目视右掌（图103～图106）。

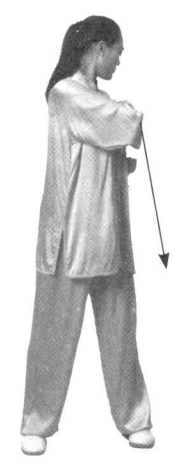

图100

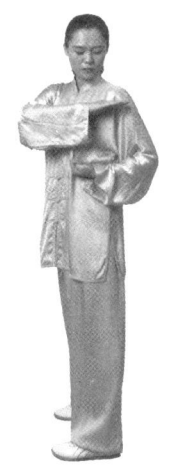

图100附图

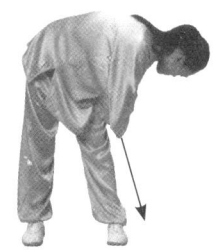

图101

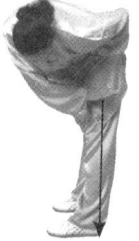

图101附图

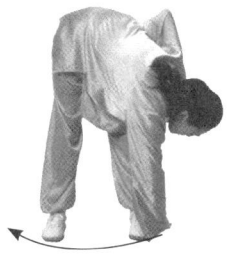

图102

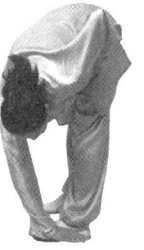

图102附图

第二章 健身气功·易筋经功法功理

健身气功·易筋经

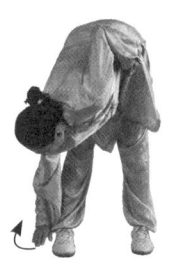
图103

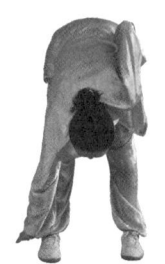
图104

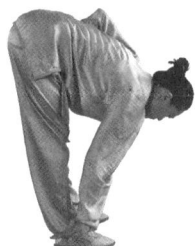
图104附图

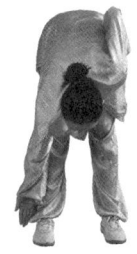
图105

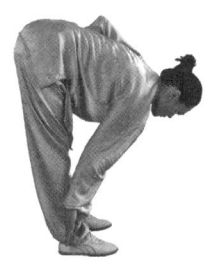
图105附图

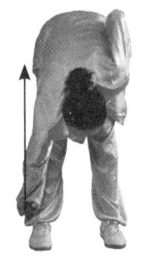
图106

动作五：躯干缓缓抬起，直立；同时，右手握固经腿外侧上引至章门穴，拳心向上，拳眼向外；目视前下方（图107）。

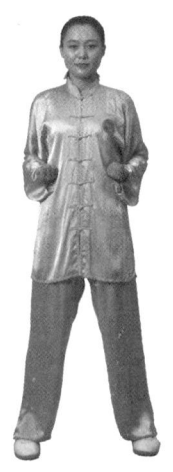
图107

右青龙探爪势

右青龙探爪势与左青龙探爪势动作二、三、四、五相同,唯方向相反(图108~图114)。

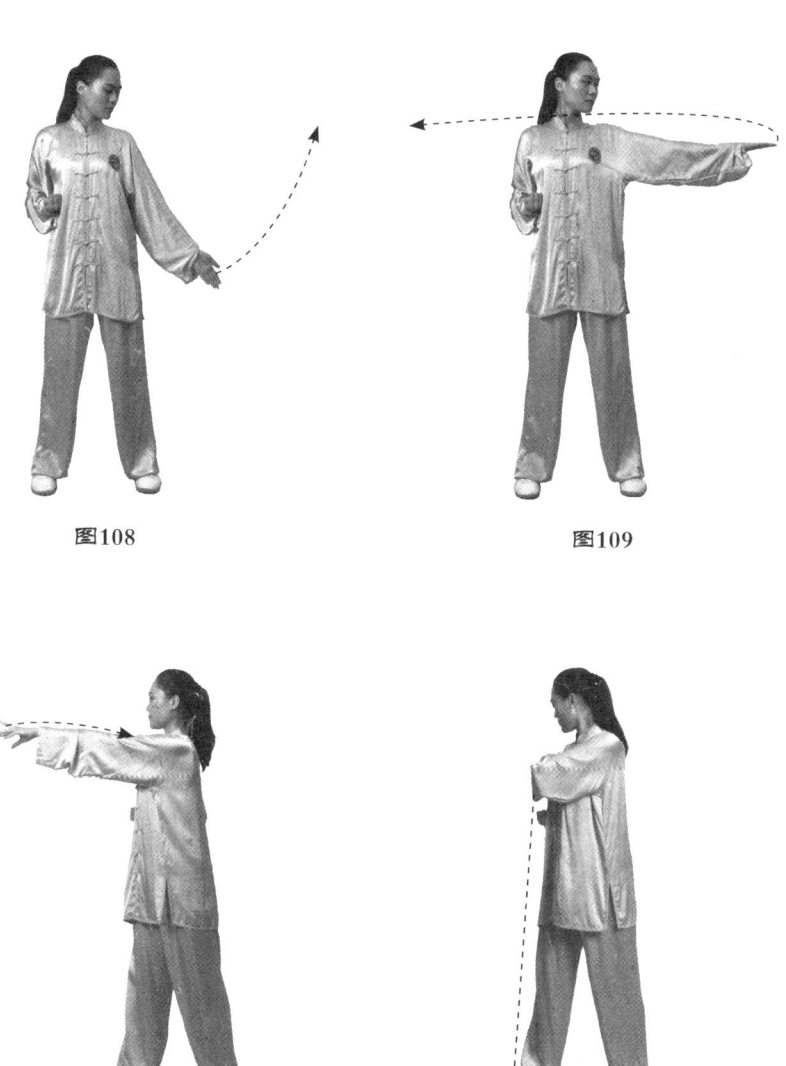

图108　　　　　　图109

图110　　　　　　图111

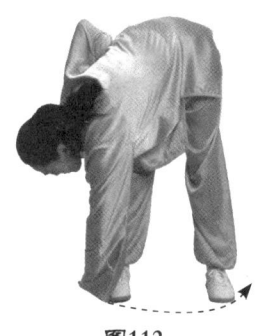 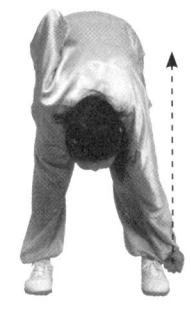 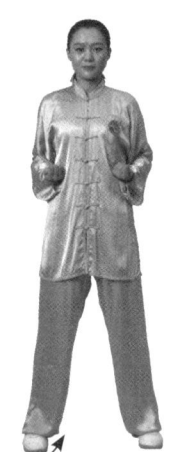

图112　　　　　　图113　　　　　　图114

2. 呼吸方法

（1）俯身下按时呼气。

（2）握固起身时吸气。

3. 意念活动

（1）左右探爪时意在爪心。

（2）旋腕握固时意在劳宫。

（3）握固起身时意在命门。

4. 技术要点

（1）转身探爪时，目随爪走，力达爪尖，掌心呈空心。俯身下按时，力注肩背，动作协调，一气呵成。龙爪水平伸出和旋腕握固时，要以腰为枢，周身协调运动。

（2）俯身、转身时，身体重心不左右偏移，居于两脚之间位置，特别是在躯干成侧弓时，不可向一侧旋摆。

（3）年老体弱者前俯下按或划弧时，应根据自身状况调整幅度大小。

5. 易犯错误与纠正方法

（1）探爪时，龙爪行经路线不直。龙爪应经下颌探出，行走的是一条直线。

（2）身体前俯下探时，向左或右摆臀，躯干未形成侧弓。应注意两膝伸直，身体重心相对控制不动，臀部不后伸摆动。

（3）探爪不充分或龙爪手型不正确。应五指伸直、分开，中指竖起，大拇指和小指相应内收，食指与无名指相应内收。

6. 功理与作用

（1）中医认为，"两胁属肝""肝藏血"。通过转身及左右"探爪"，身体前屈，可使两胁交替松紧开闭，配以握固激发肝经之气，可起到疏肝理气、调畅情志的功效。

（2）反复转腰侧屈，脊柱侧弯牵引，可强腰壮肾、锻炼脊柱，改善颈、肩、腰部及下肢肌肉弹性和关节活动功能。

7. 文献口诀

青龙探爪　左从右出

修士效之　掌平气实

力周肩背　围收过膝

两目注平　息调心谧

第十式　卧虎扑食势

1. 动作说明

左卧虎扑食势

动作一：接上式。身体重心左移，右脚尖内扣约45°，随之身体重心右移，左脚收至右脚内侧成丁步，同时，身体左转约90°；两手握固于腰间章门穴；目随体转（图115、图116）。

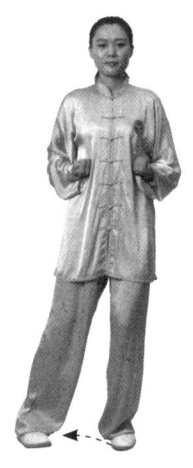

图115

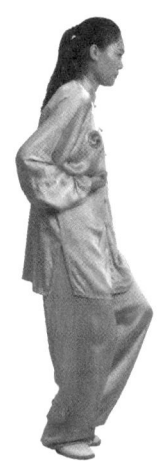

图116

动作二：两拳由两侧章门经胸前上提至与肩同高，随后，继续举拳过头，双臂内旋，由拳变虎爪（图117～图119）。左脚向前迈一大步，成左弓步；同时，两手向前、向下扑按至前平举，虎爪与肩同高，爪心向前，如虎扑食；目视前方，瞪目（图120、图120附图、图121、图121附图）。

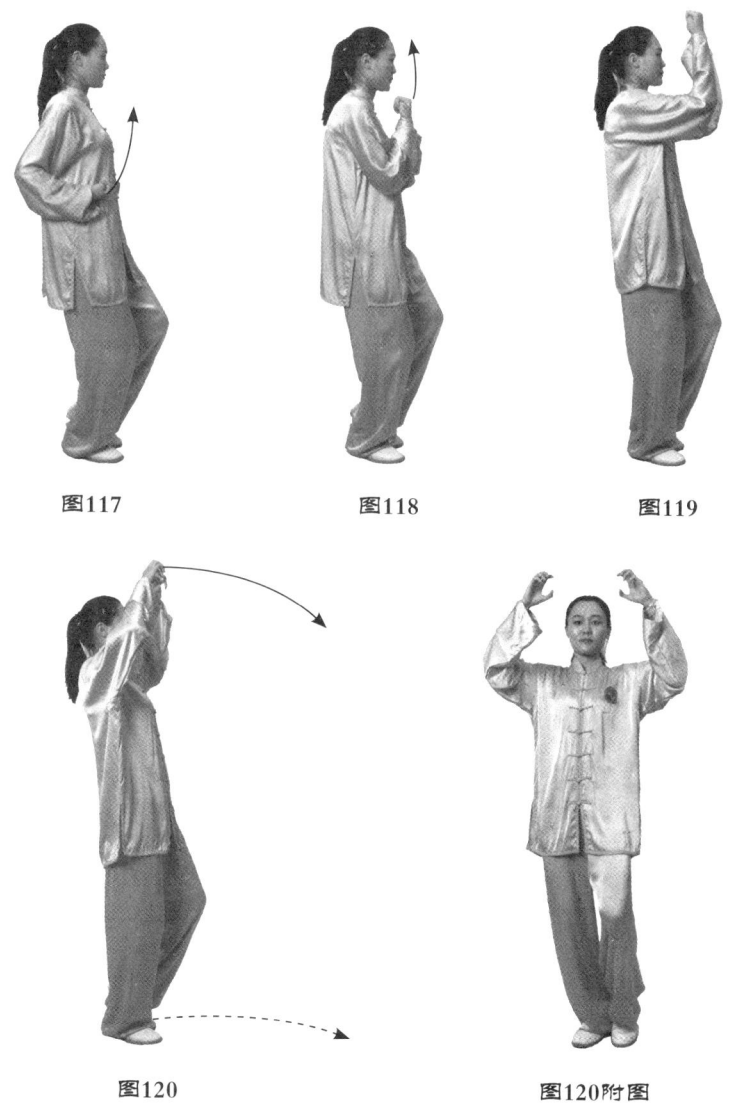

图117　　　　　图118　　　　　图119

图120　　　　　图120附图

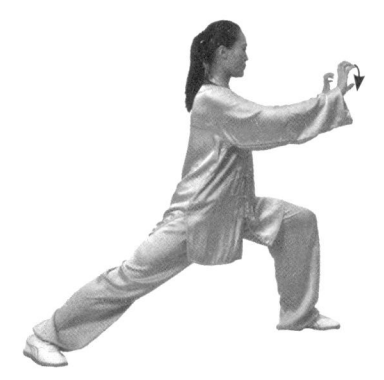
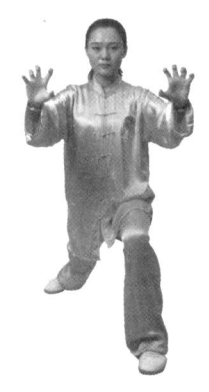

图121　　　　　　　　　图121附图

动作三：躯干由骶、腰、胸逐节屈伸蠕动，重心随之前后适度移动；同时，两手随躯干屈伸向下、向后、向上、向前绕环一周（图122～图125）。随后，上体下俯，两"爪"下按，十指着地；后腿屈膝轻触地面，脚趾着地，前脚跟稍抬起（图126、图126附图）。随后塌腰、挺胸、抬头、瞪目；目视前上方（图127、图127附图）。动作稍停。

注：年老体弱者可俯身，两爪向前下按至左膝前两侧，顺势逐步塌腰、挺胸、抬头、瞪目；动作稍停。

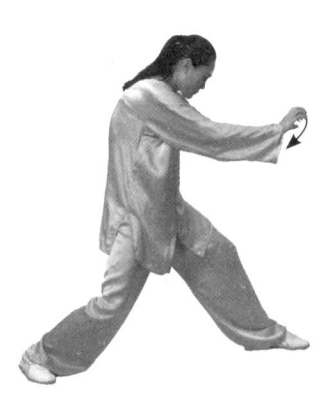
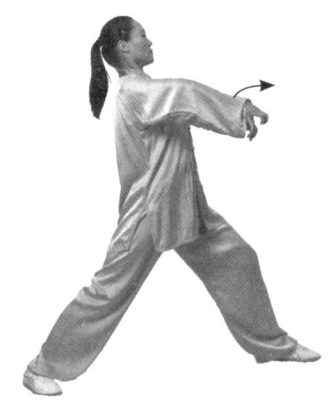

图122　　　　　　　　　图123

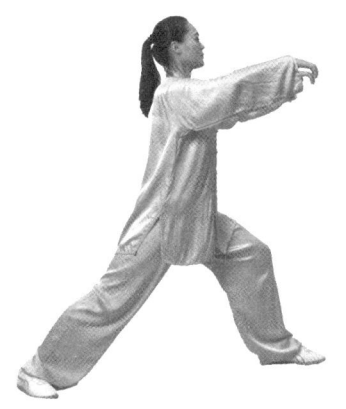
图124

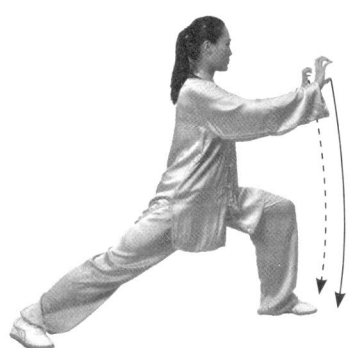
图125

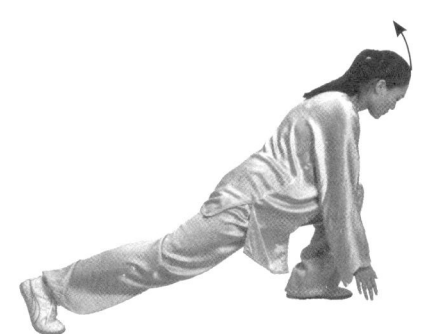
图126

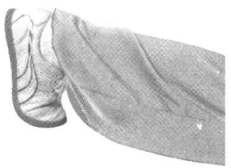
图126附图①

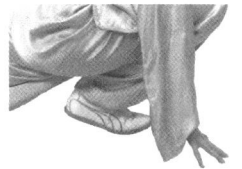
图126附图②

第二章 健身气功·易筋经功法功理

121

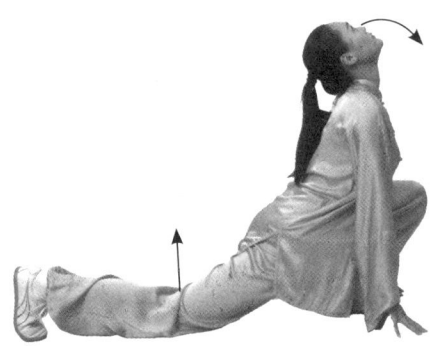
图127

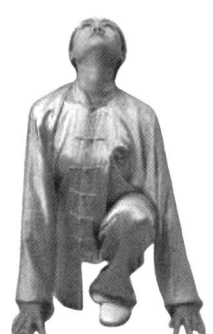
图127附图

动作四：下颌微收，头中正，左脚跟着地，起身，双手外旋握固，收于腰间章门穴，拳心向上；同时，身体重心后移，左脚尖内扣约135°，随即重心左移，右脚收至左脚内侧成丁步；目视前方（图128～图130）。

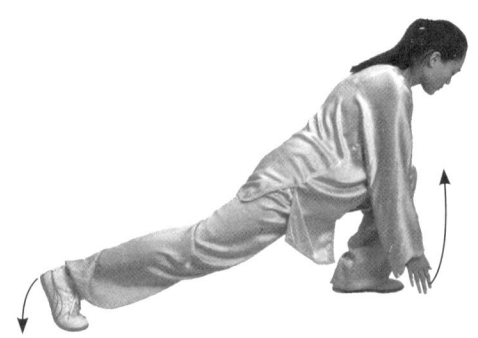
图128

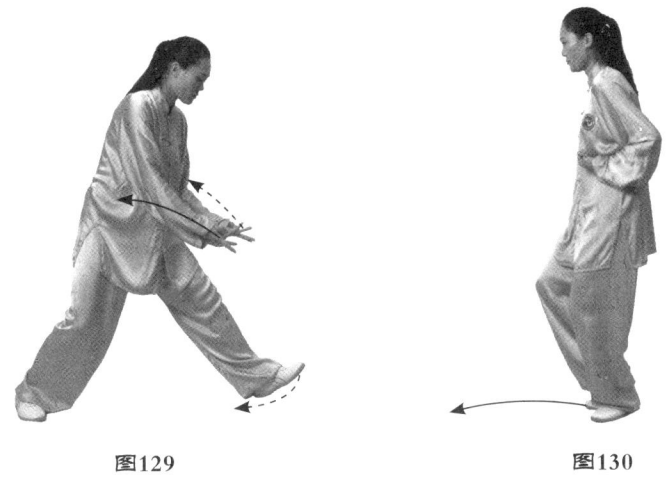

图129　　　　　　　　图130

右卧虎扑食势

动作五、六：右卧虎扑食势与左卧虎扑食势动作二、三相同，唯方向相反（图131～图139、图139附图）。

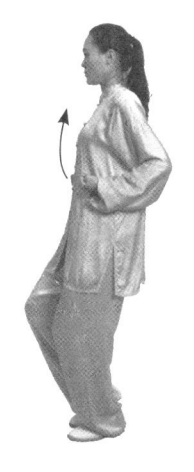 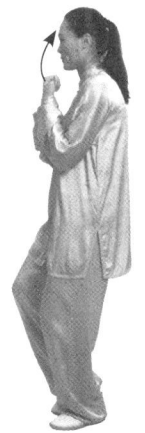

图131　　　　　　　　图132

健身气功·易筋经

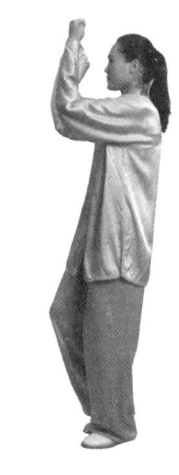

图133

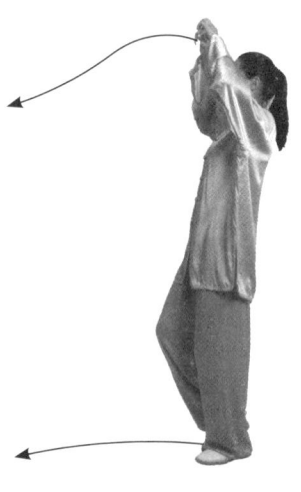

图134

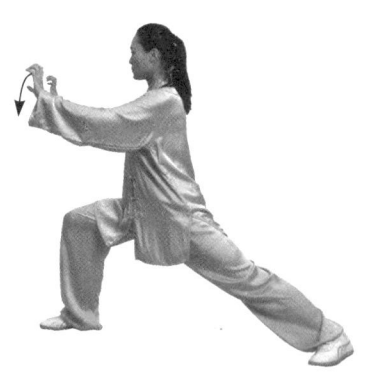

图135

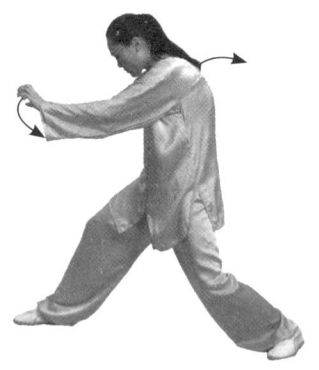

图136

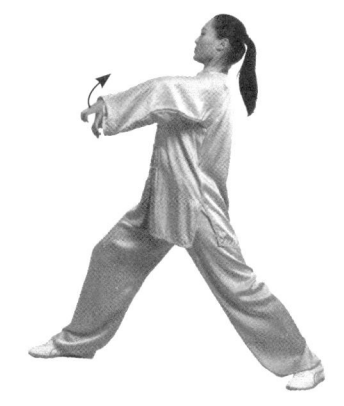

图137

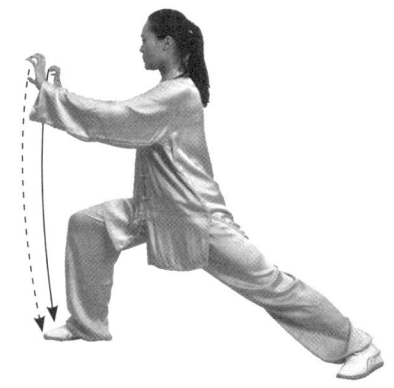

图138

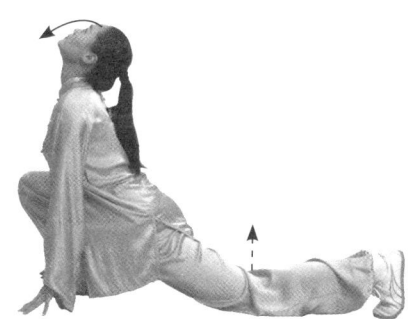

图139

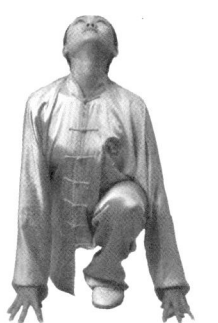

图139附图

第二章 健身气功·易筋经功法功理

125

动作七：下颌微收，头中正，右脚跟着地，起身，身体重心后移，右脚尖内扣，脚尖向前，随之身体转正，左脚收回，两脚平行，与肩同宽；同时，两手臂外旋随身体左转摆至体侧，逐渐转掌心向前，指尖斜向下约45°（图140～图143）。随后，两腿慢慢伸直；同时，两臂外展至侧平举，掌心向前，指尖朝外；目视前方（图144）。

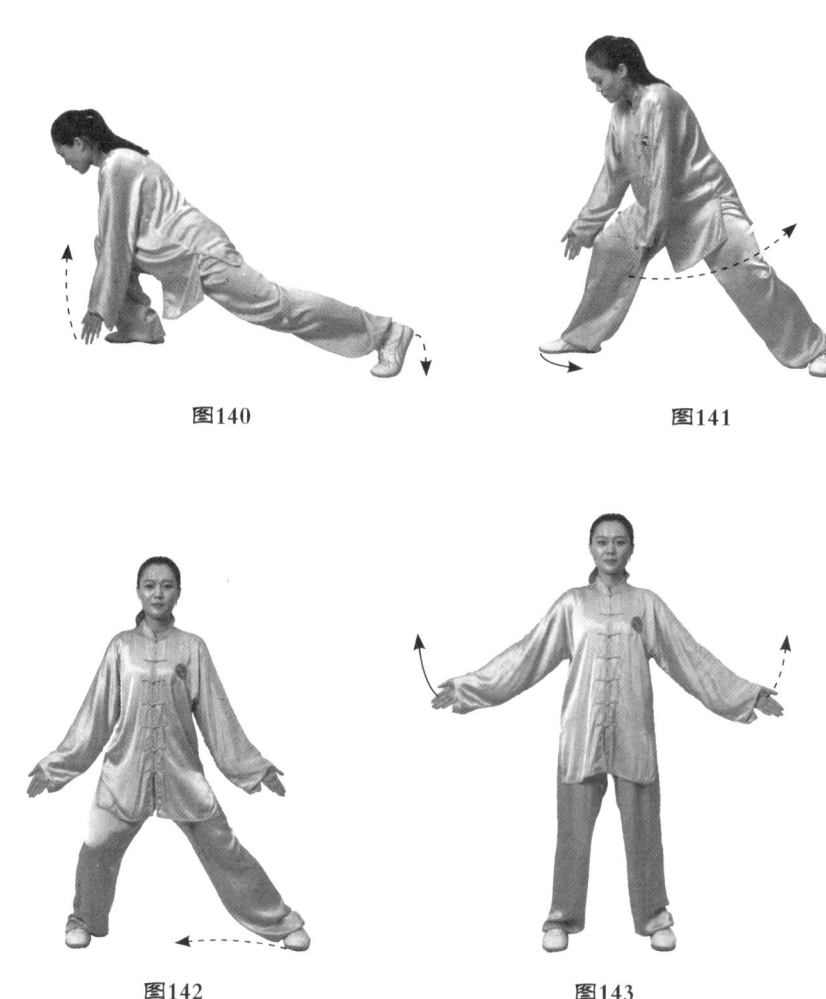

图140　　　　　　　　图141

图142　　　　　　　　图143

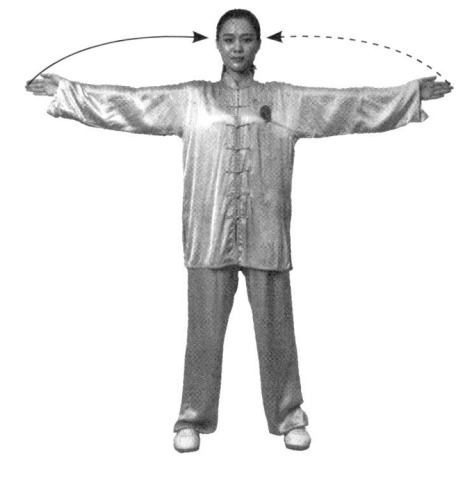

图144

2. 呼吸方法

（1）动作二、动作五前扑时呼气；脊柱由下至上逐节屈伸蠕动时自然呼吸。

（2）动作三、动作六抬头挺胸时吸气；脊柱成反弓状时停闭呼吸。

3. 意念活动

（1）动作二、动作五两爪前扑时，意想自己是深山猛虎，伸展肢体，捕食猎物。

（2）动作三、动作六抬头挺胸时，意在体会脊柱反弓时的感觉。

4. 技术要点

（1）脊柱由折叠、伸展形成匀速波浪式蠕动，由下肢至骶骨、腰椎、胸椎到达颈椎，节节贯穿，并带动两臂前扑绕环运动。

（2）动作三、动作六十指抓地时，塌腰、挺胸、抬头、瞪目，脊柱呈反弓状。

（3）动作二、动作五虎爪向前扑出时，要沉肩坠肘，如猛虎捕食力达"爪"尖，同时展现出虎视眈眈、兽中之王的威猛气势。

（4）年老体弱者可根据自身状况调整动作幅度。

5. 易犯错误与纠正方法

（1）脊柱蠕动僵硬、不协调。应注意脊柱是由下至上节节贯穿，形成从骶尾骨、腰椎、胸椎到颈椎的波浪式蠕动动作。

（2）动作三、动作六十指抓地时耸肩、含胸、腰部后凸、头晃动。应注意脊柱形成反弓状，需把塌腰、挺胸、抬头、瞪目做到充分。

（3）虎爪手型不正确。应五指分开，虎口撑圆，五指第一、二指关节弯曲内扣。

6. 功理与作用

（1）中医认为，"任脉为阴脉之海"，统领全身阴经之气。通过身体的后仰、胸腹的伸展，可使任脉得以疏导及调养，同时可以调和手足三阴经之气。

（2）脊柱的规律性蠕动，可牵拉腰脊，提高脊柱的柔韧性和伸展度，利于脊柱保持正常的生理弧度，增强腰部肌肉力量，改善腰关节活动功能，有强腰壮肾、生阴固气的作用。

7. 文献口诀

两足分蹲身似倾　　屈伸左右髋相更
昂头胸做探前势　　偃背腰还似砥平
鼻息调元均出入　　指尖着地赖支撑
降龙伏虎神仙事　　学得真形也卫生

第十一式 打躬势

1. 动作说明

动作一：接上式。两臂屈肘，两掌掩耳，十指扶按枕部，指尖相对；以两手食指弹拨中指击打后脑（玉枕部位）7次（即鸣天鼓）；目视前下方（图145、图146、图146附图）。

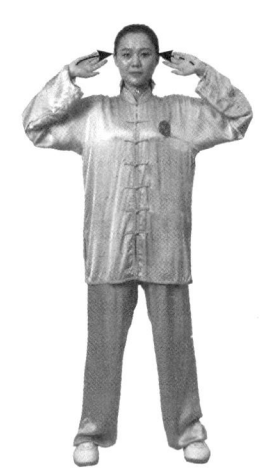

图145

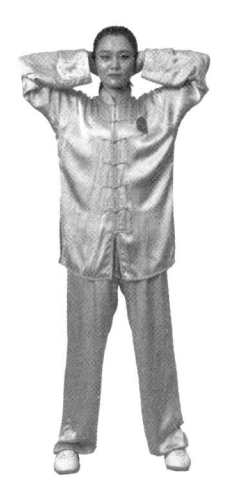
图146
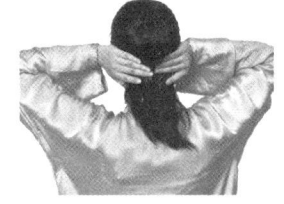
图146附图①
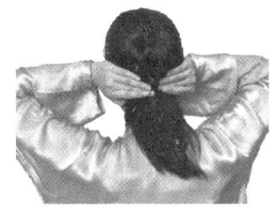
图146附图②

动作二：两腿伸直不变，身体前俯，由头经颈椎、胸椎、腰椎、骶椎，由上而下逐节缓缓牵引前屈；目视脚尖。停留片刻（图147、图147附图）。

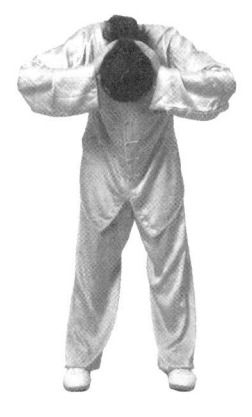
图147
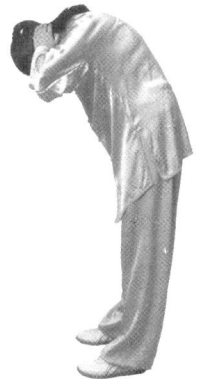
图147附图

动作三：两腿伸直不变，上体缓慢抬起，由骶椎至腰椎、胸椎、颈椎、头，由下而上依次缓缓逐节伸直；同时，两掌掩耳，十指扶按枕部，指尖相对；目视前下方（图148）。

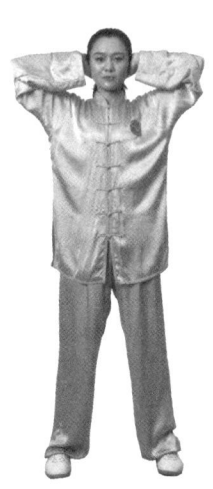

图148

重复动作二至动作三，共做3遍。逐渐加大身体前屈幅度，并停留片刻。第一遍前屈小于90°（图147），第二遍前屈约90°（图149、图149附图），第三遍前屈大于90°，俯身前屈到位后目视后下方（图150、图150附图）。

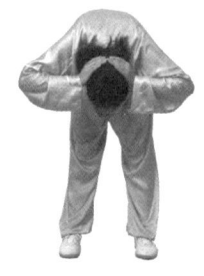

图149

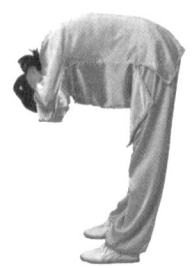

图149附图

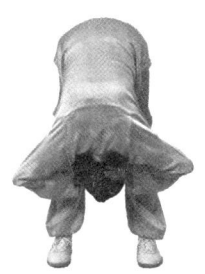
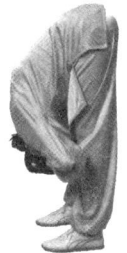

图150　　　　　　图150附图

2. 呼吸方法

（1）动作一"鸣天鼓"时自然呼吸。

（2）动作二躬身前屈时呼气。

（3）动作二停留片刻时自然呼吸。

（4）动作三上体抬起时吸气。

3. 意念活动

（1）动作一"鸣天鼓"时意在体会弹击枕部的感觉。

（2）动作二躬身前屈时，意在感知从颈椎、胸椎、腰椎至骶椎逐节而下的卷曲。

（3）动作三上体抬起时，意在感知从骶椎、腰椎、胸椎至颈椎逐节而上的伸展。

4. 技术要点

（1）上体前屈、抬起时，始终保持直膝状态，两肘不过度外展和内收，背脊放松。

（2）上体前屈时，下颌先内收，力点在玉枕穴轻轻上领，从颈椎向下至尾椎逐节拔伸卷曲如勾；抬起时，从尾椎向上至颈椎逐节伸展竖直。

（3）"鸣天鼓"时全身放松直立，两掌心塞闭两耳孔，食指经中指下压轻轻弹拨击打枕部。

（4）年老体弱者可根据身体状况调整前屈幅度的大小。

5. 易犯错误与纠正方法

（1）躬身前屈和抬起时，两腿弯曲，动作过快。纠正方法是保持心静体松，上体前屈和抬起时均要脊椎逐节匀速完成动作，且始终保持两腿伸直状态。

（2）躬身前屈和起身直立时，腰挺直、躯干直起直落。纠正方法应由头到颈椎、胸椎、腰椎、骶椎节节贯穿下落，再由骶椎、腰椎、胸椎、颈椎节节贯穿起身。

（3）上体抬起时，先抬头。纠正方法是放松头颈，由下而上逐节伸直。

6. 功理与作用

（1）中医认为，"督脉为阳脉之海"，总督一身阳经之气。通过颈、胸、腰、骶椎的逐节牵引屈伸，使背部督脉得到疏导，可激发全身经气发动，阳气升发，强身健体。

（2）"鸣天鼓"有醒脑、聪耳、消除大脑疲劳的功效；躬身前屈两掌轻压后脑部，可改善脑部血液循环。

（3）反复逐节弯曲和伸直脊柱，可激发人体真气沿任督二脉运行，能强腰固肾、培补元气，消除脊背紧张，改善腰背及下肢活动功能。

7. 文献口诀

两手齐持脑　垂腰至膝间
头惟探胯下　口更啮牙关
掩耳聪教塞　调元气自闲
舌尖还抵腭　力在肘双弯

第十二式 掉尾势

1. 动作说明

动作一：接上式。两掌猛然拔离双耳（即拔耳）（图151）。两臂放松前伸，掌心向前，指尖向上，两臂自然伸直，与肩同高，随即两掌外旋，转掌心相对，指尖向前，然后十指交叉相握，掌心向内；目视前方（图152～图154）。屈肘，两掌内收至距胸前约10厘米，接着两臂内旋，转掌心向前平伸；目视前方（图155、图156、图156附图）。随后，屈肘内收，逐渐转掌心向下，两掌内收于胸前约10厘米，与膻中穴同高，两手保持十指交叉不变，经体前缓慢向下按掌；同时，两腿保持直立，身体前屈塌腰、抬头；目视前方（图157～图160、图160附图）。

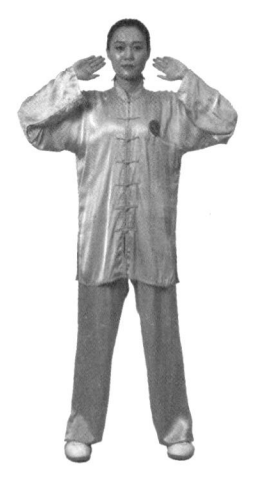

图151

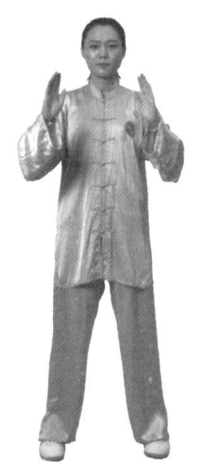

图152

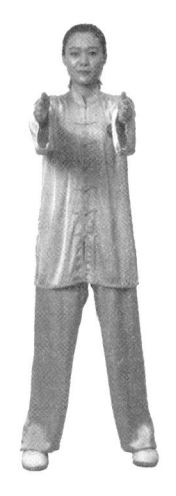
图153

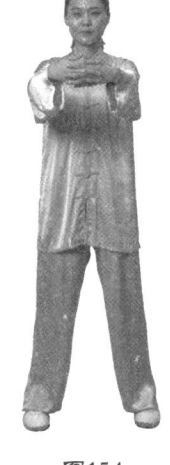
图154

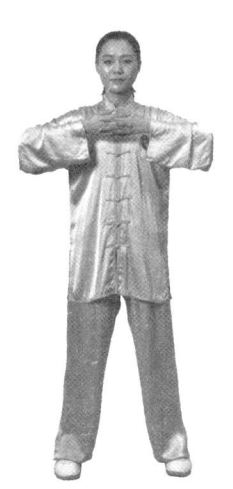
图155

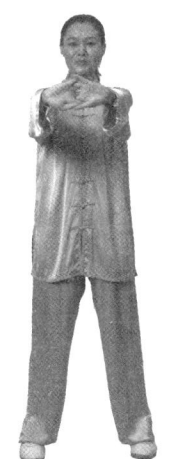
图156

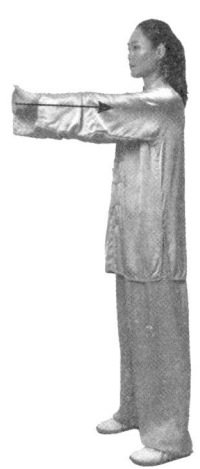
图156附图

第二章 健身气功·易筋经功法功理

健身气功 · 易筋经

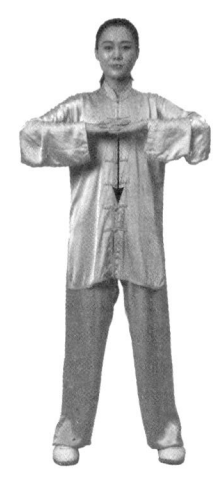

图157

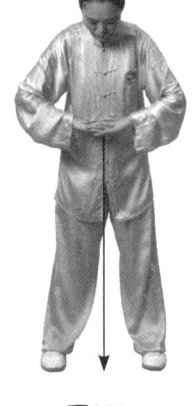

图158

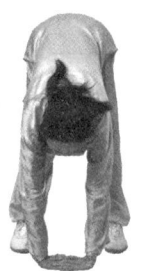

图159

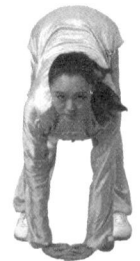

图160

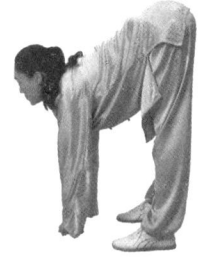

图160附图

动作二：身体重心保持不变，头向左后转；同时，臀部向左前摆动；目视尾闾方向（图161、图161附图）。

动作三：两手交叉不动，放松还原至体前屈；目视前上方（图162）。

动作四：头向右后转；同时，臀部向右前摆动；目视尾闾方向（图163）。

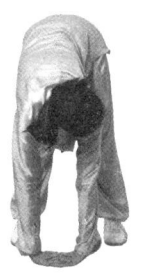
图161

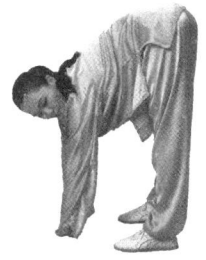
图161附图

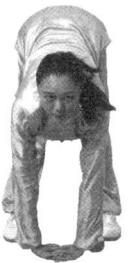
图162

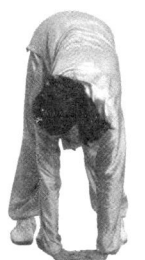
图163

动作五：两手交叉不动，放松还原至体前屈；目视前上方（图164）。

重复动作二至动作五两遍，共做3遍。第三遍最后一动时，两手松开，掌心向下，指尖相对；同时，两膝微屈。随后，上体缓慢抬起；同时，两臂外旋，逐渐转掌心向上，抬起至侧平举（图165～图168、图165附图）。

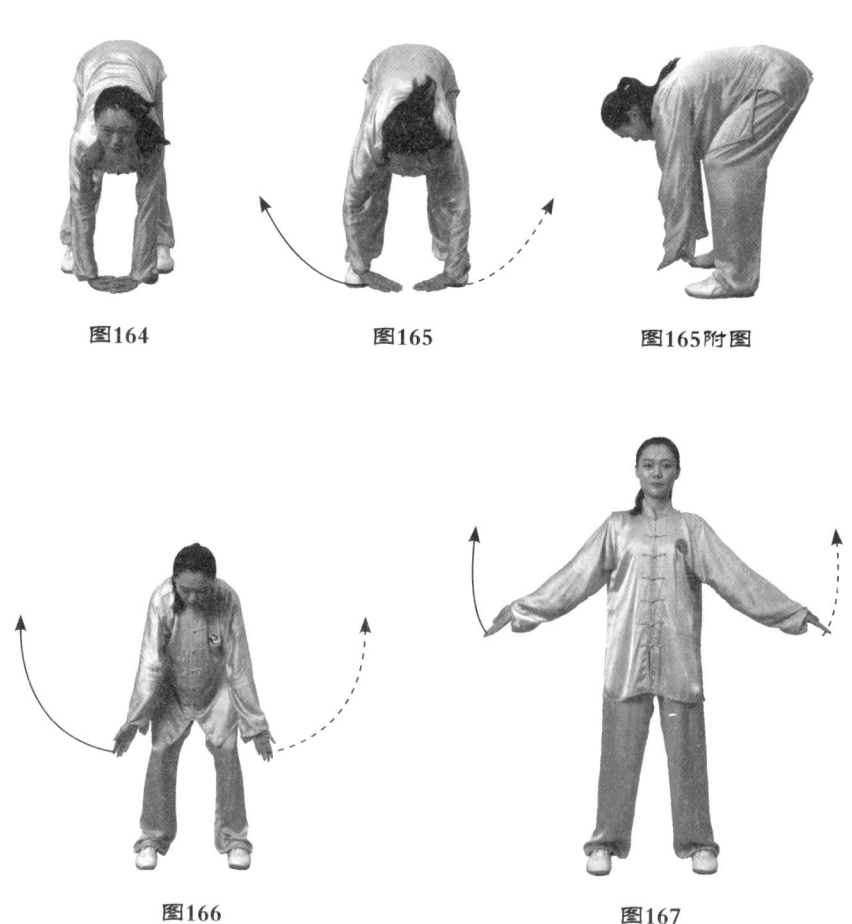

图164　　　　图165　　　　图165附图

图166　　　　　　图167

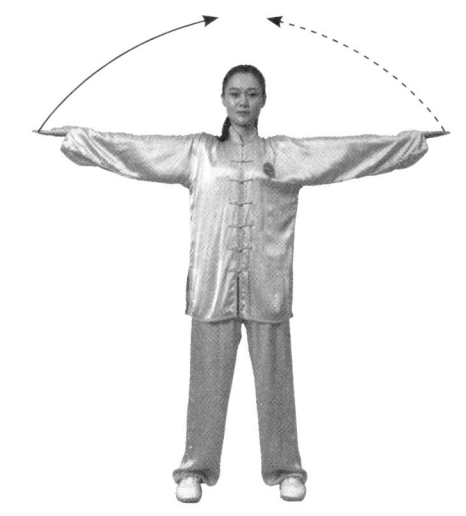

图168

2. 呼吸方法

（1）动作一两掌前推时呼气，内收时吸气。

（2）动作一两掌下按时呼气。

（3）动作二、动作四左右摆动时呼气。动作三、动作五身体回正时吸气。

3. 意念活动

（1）动作一两手交叉前推和俯身下按时，意在两掌。

（2）动作二、动作四左右侧屈时，意在尾闾、头尾相合。

4. 技术要点

（1）拔耳时两掌先轻轻挤压耳门，然后再稍快拔开。

（2）转头摆臀时，头与臀部做同向运动，始终保持两膝直立。

（3）高血压、颈椎病患者和年老体弱者，可根据自身情况调整身体前屈和臀部摆动的幅度和次数。

（4）意念专一，呼吸自然，肢体动作缓慢柔和、刚柔相济、转换灵活。

5. 易犯错误与纠正方法

（1）转头摆臀时，交叉手及重心左右移动。应注意两手交叉下按的位置始终固定不动，同时注意体会同侧肩与髋的相合。

（2）掉尾时两膝弯曲。应注意始终保持两腿处于伸直状态，且塌腰与抬头相配合。

6. 功理与作用

（1）通过体前屈及抬头、掉尾的左右屈伸运动，可使任、督二脉及全身气脉在之前各式动作锻炼基础上得到强化刺激、深度调和。

（2）塌腰、抬头与转头摆臀的协调运动，可强化腰背肌肉力量，改善脊柱活动功能，增强下肢韧带的柔韧性及其稳定性、灵活性。

7. 文献口诀

膝直膀伸　推手至地

瞪目昂头　凝神一志

收势

1. 动作说明

动作一：接上式。双臂经体侧上抱至头顶上方，掌心朝下，斜对百会穴；目视前方（图169）。

动作二：两掌指尖相对，沿体前缓慢下按，手掌与身体间隔约10厘米，落至小腹前分开，两臂垂于体侧；目视前下方（图170～图172）。

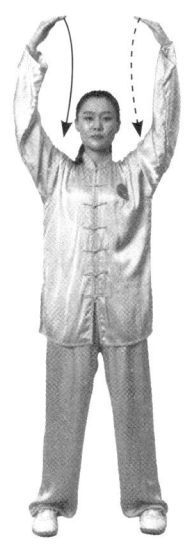

图169

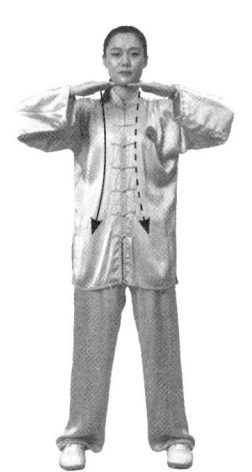

图170

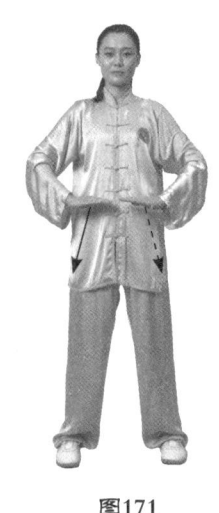 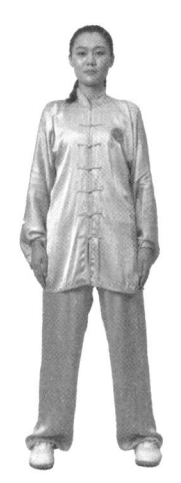

图171　　　　　　　　图172

重复动作一至动作二两遍，共做3遍。唯第三遍两掌下按时，当下按至与膻中穴同高时，转掌心向内，缓慢向下，引气至腹部丹田部位稍停（图173、图174）。

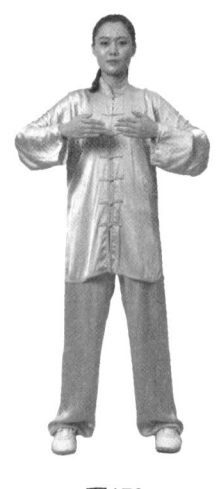 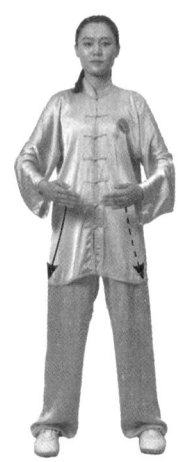

图173　　　　　　　　图174

动作三：两臂放松还原，自然垂于体侧，随后左脚收回，并步站立；目视前方（图175、图176）。

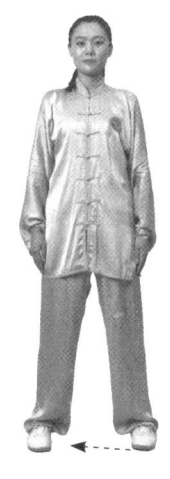

图175

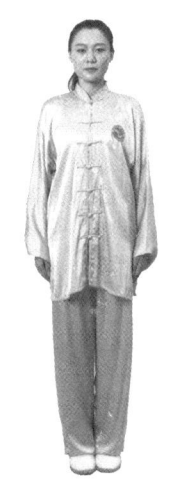

图176

2. 呼吸方法

（1）动作一两手上抱时吸气。

（2）动作二两手下按时呼气。

3. 意念活动

（1）两掌上抱时意在劳宫；第一、二次两掌下按时，意经涌泉穴[①]入地。

（2）第三遍两掌下按至腹部丹田部位时意守丹田。

---

①涌泉穴：在足底部，当对第二跖骨间隙的中点凹陷处。

4. 技术要点

（1）两掌上抱下按时，身体各部位要随之放松。

（2）两臂运行匀速缓慢、舒缓柔和。

（3）意守丹田静养时间可因人、因地、因时而定。

5. 易犯错误与纠正方法

（1）两臂上抱时，肩胛上抬、仰头上视。应注意保持头正颈直，沉肩坠肘，下颌内收，目视前下方。

（2）两掌下按时，两膝弯曲。应注意整个动作过程中始终保持两膝自然伸直。

（3）呼吸急促，与动作配合脱节。应保持呼吸自然畅通，按照起吸、落呼的配合原则协调运动。

（4）收功草率。要从思想上高度重视收功的重要性，按照收功要求引气归元。

6. 功理与作用

（1）从练功状态逐渐恢复到日常状态，并将练功所得之气，导引归入丹田，起到和气血、通经脉、强脏腑的功效。

（2）通过静养丹田，由炼气转为养气，使元气归根，培补人体元气。

第三章 健身气功·易筋经学练指导

第一节　学练方法

健身气功·易筋经继承传统易筋经十二势之精要，各势动作有机连贯宛如整体，融意、气、形于一体，内涵丰富而理法完备，技法微妙而多有窍要。要想真正掌握易筋经，既要会学，还要会练，学练得法，才能登堂入室，取得更好的练功效果。

一、明悉步骤，学练规范

古人云："读书之法，在循序而渐进，熟读而精思。"学练易筋经亦是如此。易筋经学练之法，在步骤之明悉，勤练而功成。"合抱之木，生于毫末；九层之台，起于累土"，正确学练易筋经，首先需要掌握功法基础作为"累土"。一是正确掌握五种基本手型和五种基本步型，即柳叶掌、荷叶掌、握固、龙爪、虎爪和并步、开步、弓步、马步和丁步。"握固"是健身气功的代表性手型，与常规"握拳"在外形上仅大拇指所处位置不同，但两者的健身养生原理差异显著。中医学认为"肝主握"，握固有助于安魂定神、收摄精气。易筋经握固手型的运用皆与精气收藏、抱元守一相关，如"青龙探爪势"中俯身按掌后的旋腕握固，就可起到收藏精气、回归本源的作用；

倘若习练者将"握固"之手型做成"握拳",则功效将大打折扣。练功有言:"形不正则气不顺,气不顺则意不宁,意不宁则神散乱。"如果易筋经习练过程中下肢步型转换不规范熟练,上体的屈伸、俯仰、拧转、折叠等则难以协调,身形很难中正而安舒,便影响人体气机的正常畅通运行,达不到梳理筋脉、通经活络、平衡阴阳、调理气血等效果。细节决定成效。手型、步型等细微处往往被学练者忽视,而这些可能正是决定功法效果的重要因素。

《庄子》曰:"抱神以静,形将自正。"呼吸是调身与调心的重要环节,心神安宁,则自然气息平和、形正体松。呼吸是人体真气运行的动力,人体真气又是血液运行的动力,即所谓"气为血之帅,血为气之母"。因此,学练易筋经运用恰当的呼吸方法,可有效吸入自然新气,呼出体内浊气,达到吐故纳新、促进全身气血运行、调节人体呼吸功能、增强人体生命活力等作用。现代医学也认为,深长的呼吸锻炼能使横膈肌的升降幅度增大,从而促进内脏器官及肠胃的功能。然而,习练者的呼吸长短、深浅、粗细等均各不相同,怎样才能科学掌握易筋经的呼吸锻炼?《道窍谈》指出:"一呼一吸名曰一息,须顺其自然,勿听其自然。"道出了呼吸锻炼的两个要领:其一是"顺其自然",由于人体的肺活量各有不同,呼吸方法需要在练功过程中自然调整,不能刻意追求深长匀细的腹式呼吸;由此,学练易筋经应呼吸自然,缓慢地让呼吸过渡到深长匀细的状态。其二是"勿听其自然",在功法熟练之后,还需主动积极地调整呼吸,有意识地引导改变它的频率、节律、深度等,然后再"顺其自然"使之逐步达到练功量度的要求。

俗语云："木曾习艺先学桩。"桩功是习练健身气功的根基，也是提高易筋经练功水平的重要途径。站桩是指躯干、四肢保持特定站立姿势，使全身或某些部位进行静力性的运动，促进形、气、意、神的高度和谐。站桩锻炼能疏通经络、活络气血、调和阴阳，培养和挖掘人体内在潜能。易筋经十二势由十二个主体动作组成，其中每势动作的定势均可作为桩功单独习练。此外，还专门设计有无极桩、推山桩、降龙桩的锻炼，以强化易筋经强壮筋膜、易筋洗髓的功效。习练站桩，要求内清虚而外脱换，松静自然，头正目敛，身端顶立，气静息平，腰松腹实，扫除万虑，内念不外游，外缘不内侵。习练过程中还可感受呼吸的过程，但需要避免执着。需要指出的是，站桩高度和强度，要依据个人体质和习练程度来调整，在循序渐进中逐步提升功力和水平。

易筋经整套功法连贯有序，动作讲究上下贯通、左右对称、刚柔相济，非常符合人体运动规律和生理规律。学练整套功法需遵循循序渐进、由易到难、由浅入深的原则和规律。既可将每势动作单独练习，如"韦驮献杵第一势""出爪亮翅势""三盘落地势""打躬势"等简单动作的完整习练，也可将复杂的动作进行分解练习。如"卧虎扑食势"，可先学练下肢动作的步法转换，再学练上肢动作的肢体关节涌动，即由肩至肘、由肘至腕、由腕至指的节节贯穿运动；接着再学练脊柱的涌动；最后将上下肢与躯干动作有机结合在一起，形成完整的单势动作练习。分别掌握整个功法各势动作的基本规格后，可采用自我暗示的方法进行诱导练习，即在习练过程中将每势动作规格要求自我提示，能够加深对动作规格与动作路线的清晰认识，以求得将各势动作完美连贯起来形成整套功法演练。

二、注重体悟，三调合一

易筋经通过肢体动作、呼吸吐纳和意念运用的综合锻炼，梳理人体筋脉气血、增进身心健康。如想不断提高练功水平和身心境界，习练者既要掌握基本的动作规格，又要深入领悟功法的技术要领。

在易筋经带有口令词的伴奏音乐提示下进行练习，可帮助熟悉功法动作及技术规范。待逐渐熟练掌握功法技术后，再认真体会每势动作中筋的抻拉和抻拉前后身体的感受，以及不同动作的不同呼吸配合，由此理解动作变化与内在的技术要领，感受动作要领与筋的抻拉之间的关系等。因为筋、经络、脏腑之间构成相互关联的整体，不同的动作抻拉将对人体经筋、经络、脏腑产生不同的影响。只要反复练习不断熟练，对抻拉与呼吸调节便能产生自我体会与认识，利于较好地掌握功法每势的动作，领会各势的内在要领。在功法动作已达到非常熟练，基本要领已经掌握的情况下，可以不再使用带有口令词的音乐进行引导练习，而采用不带口令词的易筋经伴奏音乐进行诱导练习。通过轻缓悠扬的民族音乐，能引领习练者进入轻松、宁静的身心状态中，此时练习节奏不被外界指令因素所束缚，能于身心放松安宁中体会每势动作与呼吸、意念的协同配合，特别是体悟出每势动作与呼吸有机的结合。音乐诱导的练习要有反复性、长期性，自然能达到身心放松、动作轻缓的身心状态。

音乐引导对大多数习练者具有相应的引导性意义，但对功法非常精熟的习练者而言，可能会受音乐固有的节律和时间的长短，影响其按照自己的身心规律演练功法。古人认为"练功要旨惟入静"，而"静能生慧"。《黄帝内经》也指出："恬淡以养神，虚无以养志。"现代科学研究表明，"入静"有助于开发人的潜能，增长智慧，提高人的动作的灵活性、思维的敏捷性、情绪的稳定性、意志的坚强性等。因此，精熟功法的习练者应及时抛弃音乐这个拐棍，通过意守调整和控制自己的思想，使之逐渐趋于集中，达到升华练功境界的目的。古人关于"全凭心意用功夫"等论述，说明调心是调身和调息的核心。在形成自我独立的易筋经演练节奏和风格后，人的意识将落在身体整个演练过程中，此时精神放松，心平气静，习练者可进一步体会三调合一身心状态下人体内在气机的升降出入。

三、修心养性，合于自然

养生的目的在于心身健康、延年益寿，把积极向上的生活方式和健康幸福的人生态度养成生活习惯。健身气功是中华优秀养生文化的重要组成部分，有过一定习练经历的人往往都能深深感受到其中蕴含的生命智慧、养生文化，并在这种文化影响下形成一种良好的生活习惯、健康的心身状态。如"中正平和"这一练功境界，习练者经过功法练习就能够将其内化到生命、生活中。中医认为，五情对应五脏，细微的情绪变化亦会影响人的心境，进而影响脏腑功能的发挥，从而让人的整个生命气质都得到影响。

习练健身气功的"三重境界"可以用一句话形容："以虚无而始，以虚无而终。"练功初期，习练者往往对易筋经知之甚少，对其特点、要旨、功效乃至习练要领的把握大多处于"未知"状态。随着练功时间的推移，习练者对功法动作日趋熟悉，对其学练要领和身心感悟逐步深入，这是一个"从无到有"的过程。持之以恒长期锻炼，习练者就会逐渐能够将功法的固定套路根据自身的需求进行变化,逐渐摆脱固化的动作,升华意识,让易筋经成为传统思想与文化的艺术表达,最终达到"合于自然"的境界。

第二节 习练要领

学练易筋经的过程,在明晰肢体动作、呼吸吐纳和意念运用的方法后,还必须掌握习练的要领,才能通过调身、调息、调心的综合锻炼达到"三调合一"的身心境界,进而获得最优化的练功成效。

一、精神放松,身形中正

精神放松是贯穿在习练易筋经的不同阶段和练功层次的基本要领。《黄帝内经·上古天真论》曰:"恬淡虚无,真气从之,精神内守,病安从来。"人的精神状态可以直接影响人的身体;反之,人的身体状况也会影响人的精神。精神放松,主要是指练功过程中,人的内心要始终处于平和安静的状态。功法中除明确规定运用某种方式意守外,一般不作附加的意念引导,而是在精神放松的状态下,让意识随着形体动作的运动变化而变化。《庄子·在宥》曰:"抱神以静,形将自正!"心无杂念、平和安宁,形体就会随之中正通泰。易筋经中的一些定势动作常有意守要求。如"韦驮献杵第三势"中双手上托时,要求用意念观注两掌;"摘星换斗势"中要求目视上掌,意存腰间命门[1];"青龙探爪势"

---

[1]命门穴:位于腰部后正中线上,当第二腰椎棘突与第三腰椎棘突之间的凹陷处。

时要求意存掌心。有些动作的过程也要求配合形象的意识思维活动。如"三盘落地势"上托时，两掌犹如托千斤重物；"出爪亮翅势"中伸肩、撑掌时，两掌有排山之感；"倒拽九牛尾势"中拽拉时，两膀如拽牛尾；"打躬势"中脊椎屈伸时，应体会如"勾"样的卷曲伸展运动。虽然强调要意守，但是一定要把握火候，"用意"要轻，似有似无，切忌刻意、执着。

身形中正也是伴随易筋经锻炼整个过程的要领。形体中正放松，能让内气充盈畅达、心神宁静平和。人之头为君，头部的中正与否直接决定了全身的状态。在习练易筋经功法时要求下颌回收、头顶虚领，使颈椎保持悬长及相对中正的状态，同时还要求展眉落腮、面带微笑。古人曰："头正气顺，气顺神旺。"肩为帅，肩动则气动，肩正则气正，肩斜则气偏。定势和运动中保持肩膀的中正是保证气血顺正畅达的关键。脊柱为中轴，中轴正则全身正，中轴偏则全身斜。人的躯干就像一棵大树，脊柱就是树身，人的脏器就像树上挂着的果实。树身不正，果实就会相互挤压；脊柱不正，脏器则倾斜；脏器倾斜，其气不畅。由此可见，无论是站桩，还是行功，均要"立身必以端正为本"。如此自然能全身上下中正贯通，周身内外一气流转，自得健身养生之效。

二、呼吸自然，自然呼吸

易筋经练习中，习练者要根据自己的身心状况和练功水平，以呼吸自然为要，以自然呼吸为主，使呼吸与肢体运动始终保持柔和、协调的关系，不出现相互约束的现象。人的呼吸包括无意呼吸和有意呼吸两大类。无意呼吸，没有意识主动参与的呼吸，不改变自己的正常呼吸方式，如日常生活中自然的鼻吸鼻呼的方式，也叫作自然呼吸，是人与生俱来就会的呼吸方式。无意呼吸又可以分为胸式呼吸、腹式呼吸、逆腹式呼吸等形式。有意呼吸，即有主观意识参与呼吸过程的呼吸，是人在练功、运动等生活中的特定时刻经常采用的呼吸方式。胸式呼吸、腹式呼吸、逆腹式呼吸等任何一个呼吸形式都可以加上意识成为有意呼吸。呼吸自然，就是要求练功时不论采用自然呼吸、腹式呼吸、逆腹式呼吸、闭息等哪种呼吸方法，都要自然而然，不强求刻意为之；或者说，呼吸时没有感到特别用力、憋气、胸闷等不适症状。

对于易筋经初学者而言，由于注意力多在肢体动作上，宜采用自然呼吸为主。人的自然呼吸，一般都处于呼吸自然的状态。但是，练功中的自然呼吸与人本能状态下的自然呼吸又有所区别。人本能的自然呼吸，是放松的、顺其自然的、幅度较小的、频率稍快的、胸部起伏而腹部平稳的呼吸方式。易筋经功法中的自然呼吸，频率相对较慢，呼吸过程中要随着形体动作的变化，在吸气、呼气之间还有自然的屏气、停顿的过渡，这是在完全本能状态下自然呼吸所没有的。易筋经练习中的呼吸，须力求自然。吸气时，无需刻意主动吸气，应自然地随着功法中动作的变化、胸腹的扩张而自然吸气，其吸气量的多少和快慢，都随动作而自然变化。呼气时，也是随着功法中身体动作的变化、胸腹的收缩而自然呼气。这样，不仅避免了因动作与呼吸间的不协调而造成憋气或产生气促现象的可能，而且还利于习练者心理上的宁静和身体的放松，使身体的姿势在不断运动变化中趋于协调完美，达到易筋易骨、保健养生的目的。习练中，若执着于追求呼吸的深长绵绵、细柔缓缓，那么呼吸与身体动作的匹配过程中，就容易产生"风""喘""气"不良之"三相"。三相者，呼吸中有声，风相；无声而鼻中涩滞，喘相；不声不滞而鼻翼扇动，气相。这样的话，习练者不但不能受益，反而会导致心烦意乱，破坏心平气和，影响动作的松缓协调。

随着习练者水平的逐渐提升，练功中会自然而然地根据肢体动作的需要，进入到腹式呼吸、逆腹式呼吸、提肛呼吸等状态中。在做某些动作时配合动作进行自然呼或自然吸。如"韦驮献杵第三势"中双掌上托时，自然吸气；"倒拽九牛尾势"中收臂拽拉时，自然呼气；"九鬼拔马刀势"中展臂扩胸时自然吸气，松肩收臂时自然呼气，含胸合臂时自然呼气，起身开臂时自然吸气；"出爪亮翅势"中两掌重如排山时，自然呼气等。因为这些动作的变化使人体胸廓随之发生了扩张或缩小的变化，而胸廓的扩张是吸气的过程，胸廓的缩小是呼气的过程。在练习的过程中，从起势至收势均要求呼吸自然、柔和、流畅、不闭气、不憋气，不刻意追求呼吸的深长绵绵、细柔缓缓，也不刻意追求呼吸与动作配合，不要让呼吸成为心理负担。但是，运用自然呼吸，并不是不讲究呼吸方法，而是随着对动作的熟练掌握，呼或吸会自然地配合动作开、合。一般而言，以伸展动作配合呼气；以收缩为主的动作配合吸气；以脊柱旋转为主的动作配合呼气；脊柱旋转之后的伸展动作配合吸气；下蹲时呼气，起身时吸气。由于呼气时胸腔、腹腔的内压减小，利于伸展和脊柱旋转，便于吐故；吸气时气血内敛，利于动作的收缩和纳新。如"倒拽九牛尾势"，在向后拽拉时，其主要要领是以腰带动脊柱左右旋转，随着带动两臂旋转，此时呼气利于旋转，以达到应有的健身效果。总之，要求呼吸自然，动作自然，两者配合自然。

三、以人为本，循序渐进

以人为本，就是习练本功法时，不同年龄、不同体质、不同疾病、不同体态的习练者，应根据自己的实际能力和健康状态等，灵活自由地选择各式动作的活动幅度或个别动作的姿势。如韦驮献杵第三势中提踵的高度、三盘落地势下蹲的深度、青龙探爪势中下探的幅度、卧虎扑食势扑地姿势的选择、打躬势前屈的幅度等，均要因人而异，以习练者自身的身体健康状况或能力等为前提，辩证地处理好人体与各式动作的关系，不可急于求成。应当做到由易到难，从浅至深，循序渐进。必须明确，习练不是要在技术动作上做到有多规范，或者达到多大难度，习练最根本的目的是要达到健身养生的效果。练功时不要有争强好胜之心，不要与人攀比，不要追求动作的标准和统一，练习是为自己的身体健康，切不可带有功利杂念。随着练习的深入、身体素质的提高，动作自然会达到和谐统一。以"三盘落地势"为例，身体下蹲，同时两掌下按时，要求配合动作口吐"嗨"音，其目的是为了下蹲时气下沉入丹田①。初学乍练者，可能常因下蹲时下肢紧张而引起气逆，就需要以高姿态练习。两掌下按时，同时从喉部发出"嗨"音，主要为了气沉丹田，强腰固肾。一般要求初练时要发出声音，随着练功水平的增加，渐渐变成吐气不发声。

---

①丹田，在脐下一寸五分。

循序渐进，是结合习练者自己身心状况、练功目的、练功环境，遵循练功的阶段规律，持之以恒的学练功法。练功养生，绝非一朝一夕之功，"欲速则不达""功到自然成"。要分清自己所处的练功阶段，遵守不同阶段的练功规律。初练易筋经，以塑形学法、伸筋拔骨为主。到中级阶段，需用心体悟功法要领，逐步让形、气、神都融入练功之中，切实用身心感受不同动作对内在气机的不同影响。到高级阶段，形神俱妙，动作、意识、内气完美融为一体，一动无有不动，一静无有不静。练功时身心如沐春风，喜乐自在。另外，长期不间断、"数十年如一日"地坚持练功，才能让自己的心身始终处于良好的生命状态。不同的习练者，最好根据自己的生活规律，每天选择一个固定的时间练习，这样容易形成规律，到时身心气就会产生练功的条件反射。持之以恒也是淬炼心志、克服惰性、强化自律、实现人格自我完善的途径。《素问·上古天真论》曰："上古之人，其知道者，法于阴阳，和于术数，食饮有节，起居有常，不妄作劳，故能形与神俱，而尽终其天年，度百岁乃去。"得道之人的一个重要表现，也是在日常生活中的"食饮有节，起居有常，不妄作劳"。总之，在练习时要根据自己的实际情况灵活练功，且应遵循由易到难、由浅到深、循序渐进的原则。

第三节　练功阶段

《汉武帝内传》记载，易筋经"一年易气，二年易血，三年易精，四年易脉，五年易髓，六年易骨，七年易筋，八年易发，九年易形"。在实际练功中，易气、易血、易精、易脉、易髓、易骨、易筋、易发、易形是不能分开的，是相互关联、相互促进的。明白易筋经练功的层次和阶段，才能在由不会到会、由生到熟、由术体道的练功道路上越走越远。在继承传统易筋经理论的基础上，又融合现代运动生理学、运动训练学等基本理论以及运动技术形成的客观规律，习练易筋经大致可分为三个相互联系的练功阶段。

一、学法筑基，建立概念阶段

此阶段应以形成正确的功法概念为重点，是进入易筋经之门的基础环节。正确的功法概念包括动作概念、心理概念等。

树立正确的功法动作概念。健身气功·易筋经由十二个单势和起势、收势组成，习练者只有经过不断地练习，对每一个动作的运动路线、习练要领和动作规格了然于心，才能形成正确的功法动作概念。动作概念通常包括身体姿势和动作的轨迹、时间、速度、节奏，以及动作与呼吸的相互配合、动作中的意念运用等基本要素。对初学者来说，需要明确目标任务，抓住重点，有的放矢。习练时不强求每一个动作都能做到位，但要求动作路线必须准确，姿势必须正确。如果形体动作因个体身体素质差异，一时不能到位，也可以意识先做到位。如"三盘落地势"和"卧虎扑食势"，动作难度较大，习练时一时无法做到位，可以意想身体、虎爪等已经到了练功要求的位置。整体而言，练功时要求习练者心静体松。在习练初期，由于不熟悉功法动作，往往容易出现动作不协调，造成表情不自然、顾头不顾脚、身心难放松等现象。由此，习练者在这一阶段首先要注意克服紧张情绪，调整好呼吸，培养自己调控身心状态的能力，努力做到心静体松、神形自然，并逐步进入中正平稳、缓慢柔和的练功状态。

为了更好地树立习练者的功法概念，可以配合站桩练习和动作分解学练的方法，在形体静止和小动作中认真体悟动作要求、内心状态。易筋经十二势中的每一势都是一种桩功，其中"韦驮献杵第一势"可以作为重点进行练习。由于该势动作相对简单，站桩的时间可以适当延长些，这样既可以熟悉站桩的动作要领，也可以仔细体会功法练习在形、气、意、神等方面的要求。如心静体松，神形自然，中正平稳，动静相兼，练养结合，意气相依，气定神敛等。对复杂动作可运用分解练习的方法，把复杂的动作分解为若干个相对简单的动作，这样便于习练者记忆和掌握。如"倒拽九牛尾势"，就可先练步法，重心前后移动；掌握后再练两臂旋转屈伸、前拽后拉；最后练习脊柱左右转动和肩胛前后错动。这样，把一个复杂完整的动作分解成多个结构简单的"小动作"，通过化繁为简、分别掌握，既可减轻初学者的心理压力，又便于记忆动作，掌握起来就容易多了。在此基础上，再把若干个"小动作"进行规范组合和完整练习，既可是全套功法动作练习，也可是其中一势动作的完整练习；最后把站桩练习和分解练习中掌握的动作及要领连贯统一起来。对于本阶段而言，能够完整地练习健身气功·易筋经，是检验习练水平的重要标准。

二、融会阴阳，体悟要领阶段

这一阶段练功的主要任务，是融会贯通健身气功·易筋经的功法特点，不断改进和提高功法演练水平，取得炼脊易筋的锻炼效果。

明白易理、融会阴阳是学练好健身气功·易筋经的一把金钥匙。

《周易·系辞上》曰："一阴一阳之谓道。"东汉魏伯阳《周易参同契》里说道："日月为易，刚柔相推。"功法中的松、静、降、合、柔、虚可谓阴，紧、动、升、开、刚、实可谓阳。阴阳变化的基本内容可以概况为五个方面：阴阳交感，阴阳对立制约，阴阳互根互用，阴阳消长平衡和阴阳互相转化。易筋经功法动作转化之间尽显阴阳变化之道。在功法中，动与静、松与紧、托与按、刚与柔、开与合、升与降、出与入、外与内、探与收、练与养、屈与伸、上与下等都是阴阳对立的关系，且其中各要素又相互交织在一起，阴中有阳，阳中有阴，动中有静，静中有动，松中有紧，紧中有松。如"韦驮献杵第一势"中的胸前合掌动作，其动与静、开与合、定与敛的转化都应符合阴阳的交感、制约、互用互根、消长、转化，以及符合动中有静，静中有动，开中有合，合中有开，定中有敛，敛中有定状态。这种阴阳的转化是一个渐变的过程，不可忽快忽慢，要中和自然地完成，逐步达到阴平阳秘的自然状态。

脊柱全方位的旋转屈伸是健身气功·易筋经的一个核心特点。脊柱的旋转屈伸可以动诸关节，形成"内外相合""上下相合""形神意气"合一的整体运动，体现了"易筋洗髓"的特点。脊柱旋转屈伸、节节拔伸的同时，还要做到松紧适宜。脊柱是由椎骨、椎间盘、韧带和关节相连组成的，如果动作僵硬，脊柱的旋转拔伸就做不到位；如果动作松懈，脊柱旋转拔伸就无力，同样也达不到功法锻炼的要求。旋转中放松，放松中旋转，阴阳之道也。"掉尾势"中，要求脊柱侧弯时，松中有紧，紧中有松，在松中用劲，脊柱就容易被拉伸和旋转。有一个顺口溜叫"头看尾，尾看头，看看微笑还有没"，比较形象地描述了这一松紧结合的动作过程。从运动解剖学角度看，脊柱的旋转屈伸、节节拔伸，有利于刺激椎管内的脊髓以及神经根。"韦驮献杵第三势"，脚趾抓地，两手托天，目视前下方，意想通过"天门"观注两掌，同时运用丹田之气上下贯穿，松紧适宜，把脊柱和四肢的关节节节拉开，力求牵动全身诸关节。两手托天到一定高度，外形看似不动，而内劲仍在上托。每一动作的过渡，都不能有升无降、有开无合、有发无收。

这一阶段的习练，应以完整重复练习整套功法为主，以单势站桩为辅。由于功法动作要素多，因而在每次习练时，要有练功重点，不能面面俱到，要根据自己的练功情况，针对不足或自身的需要，进行重点习练。如一个阶段，注重体会呼吸与炼脊易筋的关系练习，下一阶段就可以注重体会意识与炼脊易筋的关系练习等。另外，这一阶段在习练速度上，也可以采用快、常、慢三种速度交替进行，以通过练习节奏变化的方式增加兴趣、减轻心理压力、消除身体疲劳、提高习练效果。通常情况下，在快速习练时，可以把重点放在形体动作上；在常速习练时，以体会"调息"为重点；在慢速习练时，则把重点放在体会"调心"的细节上。

三、形神俱妙，融入生活阶段

通过上述阶段练功的反复锤炼和打磨，至这一阶段时，习练者已经完全树立易筋经功法概念，体悟了功法核心，形成自己的练功风格，进而把练功中习得之精神、智慧与现实生活完全融合。

此阶段的练功，不再需要劳神思考动作是否符合标准，气是否顺畅无碍，心神是否专一不二，或者说习练者的形、神、气已经完全符合易筋经的要求。习练者已能用心身表达功法的神韵和内涵，能用功法表达自己的意识情感和精神气度。古语云"意气君来骨肉臣",功法的每一招式的动作、气息都在神意的自然引领之中。"意到气到,气到形到。"如易筋经从预备势转化至韦驮献杵第一势时,左脚未开步时,身心气如混沌之一体,动而未动之际,形虽不显而神气已升,进而左脚开步,神气又自升而落。再如卧虎扑食势之脊柱涌动,初练时要用力把脊柱向后拔引,然后节节贯穿向下松落。进入这一阶段时,一切动作、气机都在精神意念引导下,由内而外、由外而内,由下而上、由上而下,浑然一体,如环无端,形神俱妙也!这一阶段的习练要"不执着",即不执着于方法、不执着于动作、不执着于意念、不执着于呼吸等。由于"不执着",也会"太随意",外形动作易"走形",这实则是本阶段的正常表现,需引起重视。在必要时,应再次注重动作的规范、呼吸的配合和意念的运用,以达到熟练自如的效果。这是提高的必然过程,而不是简单的重复,有时看似简单的重复,实则蕴含着丰富的内涵,需要习练者用心体悟。

《黄帝内经》曰:"食饮有节,起居有常,不妄作劳,故能形与神俱,而尽终其天年,度百岁乃去。"符合天地运行规律的生活方式是人健康长寿的关键。世界卫生组织的专家也指出,因生活方式带来的疾病将成为世界的头号杀手。塑造习练者健康的生活方式、生活节奏,也是修习易筋经这一阶段的一个重要目的。"练功生活化,生活练功化。"打个比方,如果我们每天练功2小时,一天24小时,就算这2个小时习练得很好,用功法滋养了自己,那么,还有22个小时,倘若起居无常,或饮食睡眠不合理,或因情感所困惑等,练功的效果也会大打"折扣"。学练功法时,排除外界干扰的能力,得到整合、优化身心,用以应对繁杂多彩的日常生活,面对各种干扰而能从容应对,保持身心不乱。《庄子·天地》曰："执道者德全，德全者形全，形全者神全。神全者，圣人之道也。"能把练功中习得之中正的身形与气度，平和的心境与胸怀融入生活，就为自己的生命又点燃了一盏指引道路的明灯。

第四节　练功须知

健身气功·易筋经是一种以调身、调息、调心为主要特点的功法，认真做好功前、功中、功后等身心工作，有助于习练者更好地强身健体、祛病延年、调节心理平衡。

一、功前须知

目的是想要达到的境地或得到的结果。习练者进行练功绝不是无意识的、盲目的，而是自觉的、有目的的。也就是说，在学练健身气功·易筋经之前，习练者已经在观念中有了某种预期的结果或理想的目的。正确的练功目的是取得良好功效的保证。学练健身气功·易筋经，应以强身健体、养生康复、延年益寿为目的。那种为了猎奇或谋取私利而练功的动机是不可取的。

古人云："古之立大志者，不惟有超世之才，亦必有坚韧不拔之志。"学练易筋经不神秘化，也不庸俗化；不简单化，也不繁琐化。要充分发挥自己的主观能动性，有信心、有决心、有恒心，循序渐进地认真练功，才能充分发挥精神统率周身的能力，取得更加理想的锻炼效果。

学练易筋经的根本要求是促使大脑皮质达到"入静"的状态。但功前往往杂念很多，思想不易集中，很难入静。因此，功前要尽可能排除干扰因素，特别是保持心情舒畅、精神愉悦的身心状态。如果情绪不稳、心情急躁，则杂念纷纭，不易入静，而且呼吸不畅，影响练功的效果。倘若一旦出现大喜、大怒、悲伤、忧愁、惊惶、恐惧等不稳定情绪时，最好先到空气新鲜的地方散步，待心情舒畅后再练功。

练功时所穿服装宜宽紧适度，以使身体舒适和血液循环不受阻碍。练功服装要宽大而富有弹性，不要带有紧束的腰带、表带、袜带，也不要穿太紧的鞋子、高跟鞋等，最好穿平底鞋练功，首饰、眼镜、手表等尽量不戴。功前应排除大小二便，避免忍便练功，还应提前停止较剧烈的体力活动，使身心从紧张到相对稳定的状态。做好练功前的热身活动，促使人体在生理上产生"预热"反应，既能尽快地进入练功状态，也能避免运动损伤的发生，特别是在天气比较寒冷的季节，肌肉黏滞性较高，更应充分地做好功前热身活动。

要选择适宜的练功场所，营造良好的练功环境。练功场地与环境必须尽量做到整洁安静（避免外界干扰和受惊）、空气清新。室外练功，最好选择树林、草坪、花圃等空气新鲜的地方；室内练功，也应保持空气流通。练功场所的光线不宜过亮，以利于较快调心入静。气候恶劣（雨雾、大风等）时不宜在露天场地练功，可改在室内练功，但雷电等恶劣天气不宜练功。更不要在空气严重污染的环境中练功，如化学药品气味浓厚的地方，潮湿、阴冷、腐烂的垃圾堆积的地方等。

过饱、过饿、过度疲劳、醉酒之后不宜练功，太饱有碍气血流通，太饿、过度劳累干扰身心放松入静，酗酒醉倒则易乱气。

二、功中须知

健身气功·易筋经的每一个技术环节（包括意、气、形），都有特定的功法内涵和作用，习练者对其掌握的程度如何，与健身气功效果的获得关系极大。正确的技术操作，可促进气血流通、揉筋强骨；错误的技术操作，则阻碍气血的运行、损筋伤骨。因此，习练者应细心体悟，反复实践，严格按照易筋经功法的技术规范和习练要领进行正确的锻炼，从而较快地促进机体产生一系列良好的身心变化。值得提醒的是，错误功法技术的纠正，不可在正式演练易筋经的过程中去体会纠正，应在非正式演练时对逐个错误动作进行纠正提升。否则，就违背了练功时专心致志、调心入静的要求，影响锻炼效果。

要抛弃心中存在的一切不良心理进行练功，调心入静、神意贯注、心力兼到，方能促使锻炼效果事半功倍。如功中神散意驰、心君妄动、形意不合，就会徒具动作形态，而无法取得优质的锻炼实效。练功过程中，可能会出现一些身心反应，如热、胀、冷、酸、麻、肌肉跳动等，对待这些练功反应，既不要刻意追求，也不能过分看重，应采取顺其自然、不理不睬的态度，自会慢慢消失。倘若功中不遵循易筋经的技术规范和习练要领，或因急于求成、受到不良心理暗示等因素影响，也可能会产生某些异常的心理、生理变化，出现各种不同的异样感觉。习练者可暂时停止练功，并及时向有经验的老师报告情况，共同分析出现的反应是否正常，有没有练功不当之处，再根据分析情况做出正确的处理方法。

要注意遵守习练要领，突出功法特色。体育运动所要锻炼的是如何充分调动肢体获得最佳效果。健身气功·易筋经作为体育运动的一种，自然也不例外。但与一般体育运动不同，它是通过意、气、形的综合锻炼并最大限度地促进三者合一来获得最大效果。因此，健身气功·易筋经的一切锻炼都是围绕意、气、形这一中心展开，其要求和原则也是为实现这一目的而制订的。譬如，"精神放松，身形中正"是易筋经锻炼的基本要领，也是最基本的法则。它的目的是最大限度地克服不必要的紧张，保证全身各部分、各系统协调一致，进而形成良好的身心状态，为意、气、形合一创造良好的条件。因此，在易筋经整个练功过程中，都要注意做到身心放松，尾闾中正而神贯顶，以促进意、气、形的锻炼，提升练功的效能。再譬如，舌抵上腭这一练功要点，要求在练功时舌尖自然地轻轻抵着上腭，就如同口中含着东西一样。之所以练功要注意这样的细节，是因为人体的任脉和督脉在此交汇，而通过将舌尖轻抵上腭，有益于任督二脉气血的运行，这在传统健身养生中称之为"搭鹊桥"。易筋经之所以称为易筋经，自然是因为它与其他功法在理论基础、指导思想等方面存在诸多不同，反映在外就是功法特色的显著不同。由此可见，易筋经练功还要注意突出功法特色，避免成为千篇一律的"样板戏"功法，才能收获易筋经锻炼特有的核心价值。

易筋经锻炼要注意循序渐进。无论是练功的运动负荷还是练功的难度，都要注意遵循由简到繁、由易到难、由少到多的原则。功夫是时间和汗水的累积，但绝不是每次练功的运动量和运动强度越大越好、每次练功的时间越长越好，而是应该根据自身健康素质和身心承受能力来正确的确定量度。像"卧虎扑食势""掉尾势"等动作难度比较大的动作，习练者不应强求一步到位，需要根据自身的情况，逐步增加难度，最终达到技术规范要求。如练习"卧虎扑食势"时，其中要求两"爪"下按、十指着地的动作，年老体弱者可先做俯身、两"爪"向前下按至膝前两侧，待身体素质转强后，再逐步达到规范要求。

无论易筋经这个功法有多好，如果没有练功时间的保证和运动量的持续刺激，"三天打鱼，两天晒网"，练功的成效也不会自动而来。每天坚持练功，有利于习练者形成稳固的条件反射和良性的生命稳态，有助于练功效果的优化提升，但也要防止过度疲劳的产生。总体来看，应该是每次练功后身体舒适、心情愉悦，或稍有疲劳感，但第二天即能恢复为度。一旦出现疲劳症状，可以采用适当的休息，或调整练功负荷及缩短练功时间等方法进行调节。

三、功后须知

功法练习完成，并不代表整个练功状态已经结束，身体、气息、内心从练功状态过渡到自然状态还需要一定的时间、相应的过程，才算真正的收功。因此，在练功结束时，一定要把收势动作做好，并静养片刻。不重视收势就如同只耕耘不收获，全身的气血不能归元，时间长了就会造成元气亏损或气血瘀滞，不仅起不到强身健体的效果，反而对身体健康有害。练功结束后，习练者可通过揉按肚脐、搓手、浴面、拍打、按摩等方法做一些必要的整理活动，以促使阻滞的气血疏通，并进一步巩固和加强练功效果。

功后不宜立刻蹲坐休息或剧烈活动。立即蹲坐休息，会阻碍下肢血液回流，影响血液循环，加深肌体疲劳。功后要待身体恢复到常态后，再逐步进入其他运动状态中，这样既能使身体得到适当的休息、避免运动损伤，也能使身心的宁静与亢奋间有一个过渡的转换过程。练功后不宜贪吃冷饮和骤降体温。尤其是夏日炎热，练功时往往大汗淋漓，随着大量水分的消耗，练功后会有口干舌燥、急需喝水的感觉，然而此时人体消化系统仍处在抑制状态、功能低下，若图一时凉快和解渴而贪吃大量冷饮，极易引起胃肠痉挛腹痛、腹泻，并诱发胃肠消化道疾病。另外，由于练功时肌体表面血管扩张、体温升高、毛孔舒张、排汗增多，倘若功后立即走进冷气空调房间或在风口纳凉小憩，或图凉快用冷水冲头，均会使皮肤紧缩闭汗而引起体温调节等生理功能失调，导致因免疫功能下降而发生感冒、腹泻、哮喘等病症。

练功后可适量补水，但不宜马上进食。练功时，人体运动神经中枢处于兴奋状态。在它的影响下，管理内脏器官活动的副交感神经系统则加强了对消化系统活动的抑制。同时，练功时全身血液亦进行了重新分配，且比较集中地供应了运动器官的需要，腹腔内各器官的供应相对减少。上述因素使得胃肠道的蠕动减弱，各种消化腺的分泌大幅减少，需在练功结束20～30分钟后才能恢复。如果功后急忙进食，就会增加消化器官的负担，引起功能紊乱。吸烟有害健康，功后更是不宜吸烟。因为吸入肺内的空气混入大量的烟雾，一方面减少含氧量，不利还清"氧债"，难以消除肌体疲劳；另一方面当人体吸入这样的带雾空气，将影响人体肺泡内的气体交换，导致人体在练功后因供氧不足而出现胸闷、气喘、呼吸困难、头晕乏力等现象。

四、日常须知

日常生活是人主要的生活状态，把健身气功·易筋经中的生命智慧更好地融入生活、指导生活，进而形成更加健康的生活方式，方能让生命时时处于一个良善的状态。首先是可以把功法中的一些内容和姿势的锻炼有机融入到常生活中，无形之中就会增加练功的时间和对人体产生持续的良性刺激。譬如，无论何时何地，都可以把身形中正的要求添加进去，在"尾闾中正神贯顶"的身心状态中生活和工作。再譬如，等公交车时，可以两脚并步，按照"无极桩"的身形要求，短暂"休息"一下。其次是要在日常生活中注意保持安静稳定的精神状态，将修养心性、涵养道德融合于生活中提升境界。人处在社会之中，每天都会处理各种各样的公私事物，不可避免的会有好、有坏，有称心如意的、有令人心中不满甚至愤怒的，这就需要通过涵养道德来不断调摄自己意识的控制能力，做到精神宁静而不浮躁，意气中和而不偏颇，达到"二六时中常在禅中，行住坐卧不离这个"的境界。第三是要注意提升理论素养。特别是要通过深入了解儒、释、道、武、医等诸家传统理论之内涵，来帮助习练者提升文化素养、指导练功实践。当然，也应充分汲取现代科学的养分，培养现代科学意识，从而更加充分地理解易筋经的科学内涵，帮助我们真正练好易筋经。

人的身心健康与生活方式有着极为密切的关系。健康的生活方式可以使人获得健康，免除许多疾病，而不健康的生活方式则会给人带来疾病。要想练好易筋经，取得最优化的健身效果，日常生活中还需调理好衣食住行等诸多方面，促使生活方式健康化。习练者生活要有规律，饮食要适中，勿过饥、过饱、过食油腻等，可适当增加营养，但以清淡为主，避免吸烟、酗酒等不良嗜好。根据季节和气温的转换，随时增减衣服，防止感冒。特别是冬季更要注意保暖，不可勉强去抗寒。要保持居住和办公场所的空气流通和清新，勿使房间过于潮湿和干燥。还要注意节制房事，避免久卧、久坐、久站、久行等过劳行为。在劳心、劳力以后，必须有充足的休息时间，以恢复体力。

第五节　教学须知

健身气功·易筋经教学是一个特殊的认知过程，是老师和学生共同组成的双边活动。老师在功法教学中起着主要的引导作用，准确掌握易筋经教学规律和方式方法，利于帮助学员更好地学练好易筋经，提高其健康水平和身心境界。

一、明确教学目标

在功法教学正式开始之前，健身气功老师应首先针对教学的目的、对象、任务等实际情况，明确教学目标，制订教学计划。教学目标是关于易筋经教学将使学员发生何种变化的明确表述，是指在易筋经教学活动中期待学员得到的学习结果。在易筋经教学过程中，教学目标起着十分重要的作用。教学计划、教学活动均要以教学目标为导向，且始终围绕实现教学目标而进行。与普通的学校课堂教学不同，易筋经的教学目标，既不需要也不可能把健身气功的全部知识传递给学员，而通常是在少则几天、多则十几天的有限时间内，使学员学会易筋经的功法技术、掌握功法要领、了解健身原理和作用等。由此可见，易筋经的教学目标相对单一，但重要性不容小觑，因为它既关系到整个功法教学过程的成败，也决定着老师对教学方法、教学资源等的运用。

制订易筋经明确的教学目标，老师应充分做好以下工作：一是要认真钻研功法教材。老师要通过深入系统的钻研教材，对易筋经的习练目的、健身机制、作用原理、操作方法、功法特点、注意事项等建立正确的理解和认知，特别是要明确知晓教什么的问题。脱离教材本质思想设计教学内容，轻则误导学员、损害健康，重则危害社会、破坏和谐。准确而全面地掌握功法教学内容，特别是能够把握住易筋经教学的核心要点和难点，是确定教学目标的基础和前提。二是要充分考虑学员的实际情况。参加易筋经学习的学员，大多数并不像普通学校教育中某一层次的班级教学，学生的年龄、文化程度、身心健康等都比较接近或类似，而是年龄层次跨度大，健康、文化水平参差不齐，练功目的、学员来源复杂多样。授课老师要充分认识到学员的这一特点，在设计教学目标时以学员的实际情况为基础，寻求最大公约数的共同目标，增加教学目标的针对性、实效性、层次性和科学性。三是要根据确定的教学目标、教学内容、教学时数等，拟订好教学计划和进度。授课老师一定要吃透每次课的重点、难点、易犯错误和纠正方法等核心内容，对课中的每一个环节都做到心中有数，才能完成既定的教学目标，避免缺乏计划性的盲目教学、无效教学。

二、遵循教学原则

教学原则是人们在长期的健身气功教学经验总结基础上，经过理论提高而制订的教学要求，既是健身气功教学过程本质规律的客观反映，也是指导健身气功教学实践、提高教学质量的重要遵循。在健身气功·易筋经教学中，尤应遵循以下教学原则。

（一）强身健体和品德修养相统一

毛泽东在《体育之研究》中指出，体育之效，能强筋骨，能强意志。健身气功·易筋经以活动筋骨、调节气息、静心宁神来畅达经络、疏通气血、调和脏腑，能有效达到增强体质、祛病延年的目的。纵观易筋经功法之妙，"抻筋拔骨"是其关键所在，在教学中要着力突出此功法特点，以最大限度让习练者强"筋骨"和坚"意志"。毛泽东又指出："体育一道，配德育与智育，而德智皆寄于体。"易筋经是极具中华传统文化内涵的健身项目，蕴含儒、释、道三家文化精髓，经历上千年的文化积淀、无数先人智者的打磨，才逐渐形成了如今完备的功法技术和理论体系，不仅能有效强健习练者的体魄，同时也能深化濡养习练者的精神修养。由此，在功法教学过程中，授课老师既要正确传授易筋经功法技术，也要系统阐述易筋经文化内涵，将学员的强身健体与品德修养融合提升。

（二）科学性与思想性相结合

科学性与思想性相结合的原则，是健身气功教学过程客观规律的本质反映。任何科学知识，就其总体来说，都内在地包含着一定的思想性。因此，任何教学，直接或间接地都在不同程度上具有思想教育的作用，易筋经教学亦不例外。因此，在易筋经教学过程中，授课老师既要正确地阐述健身气功有关的科学知识和理论，积极传播最新的研究成果，科学地分析介绍健身原理和作用机制，对于那些已被科学和实践证明是错误的理论和观点，也要旗帜鲜明地加以批判和说明。授课教师应掌握辩证唯物主义观点，注意对学员进行道德涵养、心性修养等方面的教育，帮助学员树立科学正确的鉴别辨识能力，防止"歪理邪说"的侵蚀。

（三）统一要求和区别对待相结合

健身气功·易筋经动作简单好学、健身效果明显，对场地要求不高，学练的人群众多，且学员之间的健康、年龄等情况相当悬殊。因此，在易筋经功法教学中，授课教师既要根据全体学员的一般情况确定教学目标和任务、选择教学方法和手段，同时也要遵循因材施教、区别对待的原则，对个别学员加以特殊照顾和针对性教学。不仅要照顾到全体学员，而且要考虑到个别学员，旨在使每位学员均能有所进步、有所提升，这样才能更好地完成教学任务。易筋经教学中，学员的个体差异是客观存在的，授课教师必须要按照学员的不同特点和实际情况，采取不同的教学方式、方法和标准去组织教学。对个别年老体弱者、身患疾病的学员，要注重鼓舞士气、树立信心；对文化程度低、缺乏功法常识的学员，要深入浅出地耐心讲解；对学练动作困难的学员，要多加指导、反复纠正错误动作。此外，还应根据教学的一般规律和学员身心的具体情况，科学合理地安排教学内容和练习负荷，切忌贪快求全、毫无区别地安排教学。只有将统一要求与区别对待相结合，才能真正做到面向全体学员，使所有学员都能正确掌握易筋经功法技术和理论内涵。

（四）理论与实践相结合

教师不仅教授功法技术，而且也要传授功法理论，反映这两个教学基本任务的关系就是理论与实践相结合的原则。学员只有学习功法知识、了解健身原理、掌握习练要领、懂得练功阶段，并以这些功法理论为指导，功法实践练习才能事半功倍。倘若功法不经实践练习，纵然是熟知各种功法理论和练功知识，也只能是纸上谈兵、空中楼阁，无法也不可能达到强身健体、促进健康、防病祛病、益寿延年的锻炼效果。理论必经实践锤炼，方能转化为力量；实践必经理论指导，而得到质的提升。这就要求老师在向学员传授易筋经功法知识和练习方法的同时，也要指导学员正确练功、科学练功，在实践中改变学员的身心健康状况，从而获得生命功能状态的持续优化。实践证明，通过教学能很好地将理论和实践相结合，而这本身就标志着易筋经教学质量的提高。

（五）积极获取反馈信息与培养自我反馈能力相结合

从信息论视角出发，健身气功·易筋经教学过程是一个信息输入、处理、输出和反馈、调节的过程。因此，在教学过程中，授课老师应随时观察、收集学员学练功法时的反馈信息，一旦发现某些学员出现异常反应（如异于寻常的面色、呼吸、心率等），就应合理调整学练间歇，使练习负荷与休息合理地交替，确保休息的时间和次数符合学员机体的机能状况；同时，授课老师要考虑学员的心理、生理特点，及时加以纠正和引导，尤其对情绪波动大、心境不好的学员，还应采取谈心、启发引导等方式稳定其情绪、心态或让其暂缓练习功法。这也就要求老师在教学中必须以认真负责的精神，严谨的科学态度，实事求是地讲解功理、功法和功效，切忌故弄玄虚，夸大练功效果，误导学生。需要强调的是，教学中学员以自我控制为目的的自我评价非常重要，即学员应通过自我评价的方式来加深自我了解、进行自我调节。由此可见，授课教师应积极引导学员，培养学员的自我反馈能力。现代教学模式在教学方法的设计、选择和运用上，在教学的组织、活动方式等方面，均更加注重把教法和学法统一起来。有鉴于此，授课教师应教给学员正确学练易筋经的方法，给学员提供学练的情境和机会，力求让学员能够在自我完善的同时，拓展老师与学员之间、学员与学员之间、学员与周围环境之间的多向行为，进一步激发学员学练易筋经的兴趣、持久力和学习力。

三、合理运用教学方法

为完成教学任务而采用的办法称为教学方法。它包括老师教的方法和学员学的方法,是老师引导学员掌握功法功理、获得身心健康而共同采取的方法。针对健身气功·易筋经的教学过程特征,主要运用的教学方法有:

(一)语言法

语言法是易筋经教学中运用的主要形式,有讲授与讲解、暗示与诱导等。讲授与讲解在易筋经教学中的重要地位,是由学员认识活动的特殊性和规律性所决定的。健身气功·易筋经是在总结前人练功实践经验成果的基础上编创而成的,具有高度的概括性和深刻性。通过老师系统地向学员讲授功法源流、功法特点、功理要旨、健身作用、习练要领等功法理论,才能帮助学员在较短时间内获取大量的功法知识,并理解和掌握这些理论内在的联系和实质。老师在讲授和讲解的过程中,一定要紧扣教学目标、任务,讲授的内容既要有高度的科学性和思想性,又要具有一定的概括性与系统性,且突出重点。暗示是指用言语、手势、表情等使人不加考虑地接受某种意见或做某事。默念字句如"放松""入静""气沉丹田"等,或用数数的方式亦可。而诱导则是老师在指导学员练功过程中通过简单而良性的语言或词句对学员进行引导,以使其按练功要求进入愉悦境界,避免浮躁、不安、杂念丛生、难以入静等现象的出现，从而达到放松、入静及至无物无我的状态；或者用简单词句诱导学员练功的意识活动，引导学员体会功法技术的重点，发展相应的协调配合等能力。实践证明，在易筋经练习中，很多学员很难入静，一练功就易想起陈年旧事，思维繁杂，这时良性的语言诱导非常重要，能使学员排除杂念和干扰，进入放松的练功状态，从而提高练功效果。

（二）示范法

示范法是老师通过准确、优美的动作演示，使学员直观了解功法动作的结构、要领与方法，建立正确的动作概念和表象的常用教学方法。正确的示范不仅利于学员观察、模仿动作，而且对激发学员学习的积极性具有重要作用。功法教学中，老师需要根据人体的活动规律、动作结构来选择确定正确的示范面及位置。一般情况下，示范位置可以选择在队伍的正、侧面或斜对面，也可以选择在队伍的中间，但其原则是必须使每个学员都能看清楚，示范位置的正确选择是学员观察老师示范的前提。通常，正面示范展示左右移动动作；侧面示范展示身体前后部位的动作；背面示范展示方向、路线变化不定的动作；镜面示范多用于学员模仿练习时，便于学员模仿。讲授新课时，老师在介绍功法名称后，应立即进行示范，但复习教学时则可在讲解和提出关键问题后再进行示范，以利于学员进行重点观察。示范的次数应根据功法的难易程度而定。简单的内容可以少示范几次，力求准确、熟练、优美，给学员建立一个完美的动作形象；复杂、难度大的内容可突出示范重点，灵活运用正面、镜面、侧面等多角度、慢速度、多次性示范方法。需要提醒的是，如果老师的示范动作超出学员可接受的水平，这种脱离学员实际的示范会使学员产生高不可攀、望尘莫及的感受，甚至会导致学员丧失学练易筋经的信心。因此，动作的示范次数和时机需要根据学员掌握功法的具体情况灵活安排。

此外，老师还要灵活运用分解和完整练习、纠错、竞赛等教学方法。其中，分解和完整练习法是指老师引导学员反复练习易筋经，由易到难，从单个分解动作不断练习到整势动作连贯练习。纠错法是指老师在认真仔细观察学员练习时，对其错误的肢体动作、呼吸节奏等进行纠正，也可讲述产生错误的原因、预防和纠正错误的方法，提出完成动作的要求和注意事项。竞赛法是指在学习一段时间后，老师运用竞赛的形式检验学练成果，激励学员学练易筋经的积极性。俗话说："教学有法，但无定法。"教学方法多种多样，授课老师绝不可能始终只用一种教学方法，而是要根据一定的教学思想、目标、任务、对象和时数等，恰当地选择和创造性地运用各种教学方法，才能持续提高教学质量，并逐渐形成自己独特的教学风格。

四、创设良好教学环境

生动活泼的教学氛围，不仅能使学员注意力集中、兴趣高昂，而且更利于学员功法知识的积累和练功水平的提高。健身气功·易筋经教学活动是一个以功法传授为载体的师生感情交流活动，老师自己必须具有丰富的情感，对功法教学工作充满激情，进而才能用自己对功法教学的热爱，对渴求掌握易筋经的学员的热爱，创造出一个有情感的学练环境。人是社会的产物，最强烈的需要就是归属感，当学员感到自己不受重视或没有归属感的时候，他们就会产生不正确的念头，从而导致学练兴趣不高等行为。因此，授课老师要及时了解学员对易筋经的掌握情况，关注学员的情绪变化，不仅在功法教学中关心爱护学员，而且在生活中也要关心爱护学员，时刻注意保护他们的人格和自尊心。在组织引导学员学练易筋经的教学中，对每一名学员的每一个闪光点，授课教师都要力求发现并给予充分的肯定，让学员心中能够时刻感到自己进步的喜悦，这样才能充分发挥老师的主导作用，激发学员学练易筋经的积极性，提高功法教学效率，并有助于师生的身心健康。

易筋经锻炼虽对练习场地要求不高，但创设幽静、宜人的教学场所，能帮助稳定学员的情绪，集中学员的注意力，利于教学目标的达成和教学效果的提升。倘若受条件限制，未能物色到良好的教学场所和教学环境，特别是在教学受到外界干扰的情况下，老师应及时采取有效调整措施，以免影响正常的教学秩序。如在户外教学，应避免学员迎风、背风练习，尽可能地调整队形至学员身体侧面对风练习。在强烈的阳光下教学，要避免学员面对太阳学练功法，否则会因看不清楚老师示范而影响教学效果。在遇到外界较大的视、听干扰的情况下，老师应及时调换练习内容或带领学员远离干扰源。概而言之，功法教学中，老师应随时注意避免环境的不利影响，趋利避害，以保证授课质量。

第四章 健身气功·易筋经答疑解惑

针对本功法学练过程中常见的重点、难点、疑点等问题，本章予以汇总归纳并简明扼要地给予解答，旨在强化、补充和完善前面几章阐述的基本内容，帮助习练者更加系统深入地理解功法内涵和学练功法技术。

一、"易筋经"名称的内涵是什么？

"易"是改变、运动、变化的意思。《易筋经》原文说："易者，乃阴阳之道也，易即变化之易也。"易的变化存在于万事万物阴阳之间。人体中同样存在阴阳变化。《易筋经》所论"弄壶中之日月，抟掌上之阴阳"，《周易参同契》说"修丹者（指练功者）法天象地，则自身中自有一壶天地"，都是用"天人相应"的整体观把人体自身比喻为一个完整的"小天地"。"弄壶中之日月，抟掌上之阴阳"，就是把握自身体内阴阳动象，主动地进行练习，以达到形与意、气与血、筋与肉、皮与骨、内与外、人体与自然高度协调统一和平衡的状态。筋，人身之筋络。骨节之外，贴肉之内，四肢百骸，无处非筋，无处非络，联系周身，通行血脉，而谓精神之外辅。从功能上讲，"筋"大概包括血管、神经、肌肉、韧带、肌腱等组织。"经"，则指权威性、经典性。三个字合起来就是指变易筋骨的权威经典功法的意思。

二、为什么要"易筋"?

《易筋经》曰:"肌肉之内,四肢百骸,无处非筋,无处非络,联络周身,通行血脉,而为精神之外辅。如人肩之能负,手之能摄,足之能履,通身之活泼灵动者,皆筋之挺然者也。"又曰:"如筋弛则病,筋挛则瘦,筋靡则痿,筋弱则懈,筋缩则亡,筋壮则强,筋舒则长,筋劲则刚,筋和则康。"由于筋之弛、挛、靡、弱而造成病、瘦、痿、懈等,此为不健康现象。而通过健身气功·易筋经"易筋"的方法进行锻炼,可以使"筋挛者易之以舒,筋弱者易之以强,筋弛者易之以和,筋缩者易之以长,筋靡者易之以壮",起到增强人体肌肉力量,改善神经系统灵活性、协调性和伸展性的作用,达到外练筋骨,内壮脏腑,调节人体阴阳平衡,促进身心健康的成效。

三、《易筋经》包含哪些文化元素?

《易筋经》文本中融合有儒、释、道、武、医等诸家传统文化理论和知识,尤以佛、道、武三家为多。书中所陈述的功法理论,主要源于道家养生法和武术健身功法。《易筋经》的主要内容,旨在健体养生的身心修炼,是中国传统健身养生文化的典范代表。

四、达摩为何许人？与《易筋经》有何关联？

达摩，天竺人，原名菩提多罗，后改名菩提达摩。南朝时自天竺来到中国传播佛法，北魏时曾在洛阳、嵩山等地传授禅法。达摩通彻大乘佛法，为中国禅宗始祖，在中国佛教发展史上占有重要地位。在中国关于达摩的故事有很多，如一苇渡江、面壁九年、断臂立雪、只履归西等，尤其以面壁九年最为世人熟知。故事梗概为：魏孝明帝孝昌三年（527），释迦牟尼第二十八代佛徒菩提达摩漂洋过海到中国，途经广州、南京，然后北渡长江来到少林寺。达摩来到少林寺后，在少林寺的一个石洞里整日面对石壁，盘膝静坐，长达九年。当他离开石洞的时候，他坐禅面对的那块石头上，留下了一个达摩面壁姿态的形象。后人把这块石头称为"达摩面壁影石"，把这个天然石洞称为"达摩面壁洞"。据《易筋经》的序言"李靖序"所载，《易筋经》的作者是达摩。序言指出：达摩在少林寺面壁九年，示化后，少林寺僧在其面壁处发现《洗髓经》和《易筋经》。《洗髓经》一直由达摩的弟子慧可保存秘传，后世罕见。《易筋经》则留镇少林，得以流传。《易筋经》作者为达摩的观点，现今并没有确凿的证据证明，故在学术界受到诸多质疑，但在民间流传很广。

五、紫凝道人为何许人？与《易筋经》有何关联？

紫凝道人的名字，因《易筋经》有些版本中署名为"紫凝道人"的跋文而为世人熟知。20世纪30年代，唐豪在对《易筋经》的"李靖序"

和"牛皋序"进行证伪后,认为《易筋经》的作者不是达摩,而是明朝天启四年天台山紫凝道人宗衡。但是他并没有指出紫凝道人为何人,也没有证明紫凝道人即为宗衡。经后之学者考证,天台山地处浙江东部的台州地区,且在其县城西南有一山名为"紫凝山"。天台山是佛、道、武融合之地,佛教、道教和武术都很盛行,《易筋经》文本中也融合了佛道武三家文化和功法锻炼,故有专家学者将紫凝道人与《易筋经》联系起来,但目前尚无任何资料可佐证《易筋经》是紫凝道人所著。

六、《易筋经》与武术文化有何关系?

早期的《易筋经》文本以武术功法为主,文本中多处提及"内壮外强""神勇"的锻炼价值追求,且其中所列功法包括练掌、臂、指、腿等内容均为武术硬功。《易筋经》历来被奉为少林寺武术经典。少林武术之外的别派武术,也认可"易筋洗髓"的练功理论,如郭云深论形意拳的"三步功夫"——"易骨""易筋""易髓",其理论与《易筋经》所述"易筋洗髓"的道理基本相合。基于上述几点简要认知,可以看出《易筋经》与武术文化关联紧密,被武术界广泛推崇。

七、健身气功·易筋经有何独特之处?

健身气功·易筋经是一个连贯的功法套路,是一个系统的、有序的健身养生方法。其功法具有抻筋拔骨、刚柔相济、旋转屈伸、虚实相兼、开闭行气、疏通经络，动息相随、形断意连等特点。功法操作在调身、调息、调心"三调"综合锻炼的基础上，尤其注重脊柱的全方位运动和易筋炼膜，达到改善脊椎周围肌肉力量、增强神经对脏腑的调节作用和抻筋拔骨、内壮外强的锻炼效果。健身气功·易筋经具有深厚的文化内涵，其动作名称都是依照古籍拟定，独具中华传统文化特色。如"韦驮献杵""九鬼拔马刀"等，体现出中国佛家、道家等传统文化对健身气功·易筋经的影响。

八、健身气功·易筋经健身价值有哪些？

科学研究表明，习练健身气功·易筋经可以改善习练者心血管系统、呼吸系统、消化系统的机能，提高平衡能力、柔韧性和肌肉力量；对风湿关节炎、腰椎等骨关节疾病有良好的康复作用；对常见慢性疾病有积极的防治作用；对锻炼者的情绪产生积极影响，可以降低焦虑和抑郁程度等，增进心理健康。

九、如何做好"韦驮献杵第一势"中"以肩带臂"动作？

"韦驮献杵第一势"要求两臂自体侧向前抬起，再合掌收至胸前。抬臂时，看似简单地向前举起，其实蕴藏着很深的内涵。整个手臂的运动应该是：以两肩胛骨先向中间脊柱处内收，然后沉肩，同时气下沉。当两肩胛骨向后、下方运动时，两手拇指微微立起，由腰发力，顺势带动两臂缓缓向上抬起，从而完成两臂向前平举、掌心相对的动作。

十、"韦驮献杵第一势"掌根为何要与膻中穴同高?

两手合掌于胸前时,如果两掌根高于膻中穴(此穴位为最佳位置的参照点),会导致肩关节上耸抬肘,引起两肩用力不适,导致肩部肌肉紧张;如果两掌根低于膻中穴,则造成两肩松懈,导致没有虚腋动作,会使两臂压迫胸廓两侧肋部,影响练功效果。只有当两掌根与膻中穴同高,加之虚腋、松肩,才能使习练者处于安舒状态,不紧张,不松懈,呼吸舒畅,轻松自然。

十一、如何做好"韦驮献杵第二势"的"内劲推掌"?

此动作应注意五指自然并拢、不松散,坐腕立掌时要使手腕尽可能立直,两掌用力外撑。两掌用力外撑时,不仅仅是两掌用力,更重要的是体验丹田气机使两肩胛骨外展,进而通过肩肘腕掌指连成一个内在气机的整体,并着重在掌根处体现丹田带动的整体性的内劲。只有把握住这个关键环节,才能使整个上肢各关节得以充分伸展,达到抻筋拔骨的作用。

十二、"韦驮献杵第三势"为何要下颌微收?

一是利于维持身体平衡。下颌微收,则百会虚领,使向上之力与两脚下踩之力形成对拉呼应,保持身体处于中正平衡状态。二是利于气血畅通。下颌微收，则颈部中正、整个脊柱中正，可有效地激发督脉气血运行，进而影响全身气血畅通运行。三是利于操作特定意念活动。下颌微收，以形助意，便于完成通过天门穴观注两掌的意念活动。因此，在两掌上托至头顶时，下颌要做到微微内收，避免出现前伸或上抬的动作。

十三、"摘星换斗势"中如何做到目视掌心、意注命门？

目视掌心、意注命门的要求似乎是要习练者一心两用，然而并非如此。在摘星换斗势的动作中，目视手掌心时只要做到"视而不见、看而无心"即可；而在意念观注命门穴时，切忌出现心散意乱或强烈的意守，意念只需轻轻地停驻于腰间命门穴处片刻即可。如此一来，便可将"韦驮献杵第三势"中的升举之气沉降于命门，促使心肾相交、阴阳相济。

十四、"摘星换斗势"有何作用？

通过抬头目视掌心，可以加强头部的旋转与后仰，利于强化锻炼颈部肌肉、肌腱等组织，活动颈椎各关节，达到锻炼颈部筋骨的目的。稍停片刻时，目视掌心劳宫穴，意注腰间命门穴，做到视而不见、看而无心，便可使意气相随、引气下行归藏于肾腑，调节人体气机升降平衡，并具有壮腰健肾的功效。

十五、"倒拽九牛尾势"的两臂拽拉应该如何用力？

"倒拽九牛尾势"中的两臂用力拽拉，不是两臂或两拳的简单用力，而是与腰腹运动的紧密关联。首先，两臂的拽拉是在两腿成弓步后用力，前提是使身体有较充分的伸展、放松。其次，拽拉时的用力顺序是腰先旋转，下肢前腿蹬伸、后腿屈，身体重心后移；同时以腰带肩，以肩带臂，以臂带拳，逐步用力。两臂用力时，犹如拽拉着牛尾一般，此时因腰用力转动而收腹较紧，重心稍下沉。当身体重心后移至前四后六时，既是两臂拽拉动作的止点，是用力相对最大的时刻，也是用力后动作开始放松的转折点。之后，身体便开始放松。身体的放松与用力顺序一样，也要从腰至拳逐个部位放松；同时身体重心随放松还原成弓步。

十六、如何理解"倒拽九牛尾势"两臂拽拉与伸展的健身原理？

"倒拽九牛尾势"的特点在于"拽拉""伸展"动作与呼吸的配合。从动作形式来看，此功法反复进行重心的前后移动，其下肢用力不断地虚实变换，可以锻炼下肢平衡能力，增强肌肉力量；再辅以双臂的拽拉、伸展，可以改善肩臂活动功能。从呼吸功能来讲，习练收臂拽拉动作时配合呼气，因收臂拽拉能减小胸腔的前后、左右径，造成胸内压高于大气压，呼气增强；重心前移时两臂前后伸展，使胸内压低于大气压,呼气变为吸气,吸气增强,吸入更多气体,同时引起腹壁肌的舒张。肢体动作与呼吸巧妙、紧密地配合,利于增强呼吸肌肌力,改善呼吸功能。

十七、"出爪亮翅势"中"亮翅"的关键是什么?

习练本式动作,应特别注意双掌、手臂、双眼、呼吸四者的协调配合。出爪亮翅之前,两肩胛应充分后展内合,但又不可执意用满力;当双臂前伸时,双掌渐渐变成荷叶掌,双眼渐渐瞪大,同时缓缓呼气,匀速出掌,呼吸与动作需协调,保证节律相合。双掌前推动作要缓慢绵柔,此时意想如同推窗,双掌立掌分指时力达指端,意想重如排山,注意手掌直立保持坐腕姿态片刻,才能够有效抻拉手三阴经,激发气血畅通经络。

十八、"出爪亮翅势"中双掌立于云门穴处有何作用?

云门穴位于人体锁骨之下,肩胛骨喙突内方的凹陷处,是手太阴肺经上的穴位。手太阴肺经是从肺内向上由云门穴而出,行于上肢的经络,云门穴则是其连接于人体内外的门户。肺是人体的五脏之一,其生理功能主要是主气、司呼吸,是百脉会聚的地方。功法中两臂内收立掌于云门穴,并做展肩扩胸,可开启云门、中府等穴,使人体能吸纳较多的清气,并促进自然清气与人体真气在胸中交汇融合,达到改善呼吸功能及促进全身气血运行的作用。

十九、"九鬼拔马刀势"中两臂如何用力？

两臂内合时，一只手臂屈肘置于后背，手背贴于脊柱并尽可能地向上推；另一只手臂则是在头上用手指按压耳廓，手掌扶按玉枕穴。扩胸展臂时，两肩胛骨要充分后收，两肘弯曲的手臂犹如鸟的翅膀一样，上下同时向后展开，上臂向后展开的同时向上用力，注意两臂不宜紧张用力，而是适度用力并停顿片刻，以增强对肌肉的刺激。两膝微屈时，将展开的两臂放松，随后含胸收腹，上体侧转，同时背后两肩胛骨充分前收，两臂则如鸟的翅膀一样向内扣合，下面的手臂同时沿脊柱尽量上推，此时用力也不能僵硬，要适当用力并停顿片刻。

二十、"九鬼拔马刀势"是否只起到拉伸背部的作用？

并不仅仅是拉伸背部。由于本式对于身体的扭曲伸展较多，拉伸和扭转幅度也较大，故对脊柱也有很好的锻炼功效。脊柱两侧的足太阳膀胱经上，分布着五脏六腑的背俞穴[①]。背俞穴，乃五脏六腑之精气输注于体表的部位，是调节脏腑功能、振奋人体正气的重要穴位。本式通过身体躯干的扭曲、伸展等运动，刺激背部及脊柱，尤其是通过背俞穴，调动脏腑气机，引导全身真气开、合、启、闭，使五脏六腑的功能活动协调有序、气机升降和畅。

---

①背俞穴：背俞穴全部分布于背部足太阳经第一侧线上，即后正中线（督脉）旁开1.5寸处。背俞穴与相应脏腑位置的高低基本一致。如肺俞、心俞、脾俞、肝俞、肾俞五个背俞穴所处位置的或上或下，即与相关内脏的所在部位是对应的。

二十一、"三盘落地势"的作用功理是什么？

本式动作对于下肢的活动比较大，同时要求上肢也相应地予以配合，随着身体的升降，可有效调整人体气机的活动。中医认为，气可归纳为升、降、出、入四种基本运动形式。气机的升降出入对于人体的生命活动至关重要。人体的先天之气、水谷之气以及吸入自然界的清气，都必须经过升降出入才能散布全身，发挥其生理功能。人体的脏腑、经络、形体、官窍的生理活动也必须依靠气的运动才能完成。此节功法三起三落，逐步加大下蹲力度，能充分调动四肢力量。中医理论认为，脾主四肢。通过对四肢的锻炼，可以增强脾脏功能，同时还能使五脏六腑之气机调和、升其所升、降其所降，从而起到促使心肾相交，肝肺气机通达，脾胃升降稳固的作用。

二十二、体弱有病者如何习练"三盘落地势"？

"三盘落地势"的两足开立下蹲，要求是逐渐加深下蹲幅度，即第一遍微蹲，第二遍半蹲，第三遍全蹲。由于反复下蹲动作具有一定运动强度，对体弱有病的习练者来说，应降低动作难度。具体来说，虽然也做三次下蹲，但下蹲幅度可根据自己的力量和身体状态决定，下肢力量较小、身体较弱者可减小每次下蹲幅度，并不要求半蹲或全蹲。总之，体弱有病的习练者不要为难和强迫自己，要遵循循序渐进的原则逐渐增加下蹲深度。

二十三、"青龙探爪势"对于肝脏有何功用？

"龙爪"练的是手指，即通常所说的"爪"。中医理论指出，"肝在体为筋、其华在爪"，爪还包含指甲和趾甲，故有"爪为筋之余"之说，就是说肝血充盈，筋得肝养，肢体末端手指的气血也随之充足，活动能力强，爪甲光亮。本式有意识地主动活动手指——"龙爪"，可促进肢体末端的气血运行，对肝脏的藏血功能具有良好的调节作用。中医理论还指出，"两胁属肝"，而"肝藏血"。本式动作中，人体躯干由左右的转动，随后握固起身，可使身体左右两胁部位受到牵拉；又在探爪时左右交替松紧开合，对疏肝理气、调畅情志作用积极。

二十四、"青龙探爪势"握固于章门穴有何作用？

"青龙探爪势"主要是调理人体的肝气。章门穴位于人体腹部两侧第十一肋游离端稍下方处，是足厥阴肝经上的脾脏募穴[①]，也是八会穴[②]之脏会穴。双手"握固"安置于章门穴，同时思想集中于章门穴，从意识上加强对章门穴的关注，可使章门穴得到双重刺激，进而起到对肝、脾等脏腑功能的调节改善作用。

---

①募穴：脏腑之气输注于胸腹部的俞穴。
②八会穴：脏、腑、气、血、筋、脉、骨、髓的精气分别所会聚之处的八个俞穴。

二十五、"卧虎扑食势"十指着地时为何要抬头、挺胸、塌腰?

主要是使身体后仰,形成脊柱反弓,伸展胸腹,达到刺激下肢经脉,牵拉足阳明胃经,畅通气血的目的;同时,也可改善习练者腰腿部肌肉力量和柔韧性,起到强健腰腿、增强脊柱韧性的作用。

二十六、"卧虎扑食势"为何有高、低两种姿势?

采用高、低两种姿势,主要是为了调整动作难度和练习强度,以适应不同年龄和健康状况的习练者锻炼。动作姿势较低的"卧虎扑食势",其动作幅度较大,对下肢力量及关节灵活性要求较高,特别是对两手十指着地的支撑能力要求较高,没有一定的力量与灵活性是很难完成动作的。这种低姿势的"卧虎扑食势",由于其动作难度较大,适合于中青年人以及体质较好的老年健身者练习。动作姿势较高的"卧虎扑食势",由于动作幅度相对较小,对下肢力量及关节灵活性要求不高,两手十指不需要着地支撑,因而这种高姿势的"卧虎扑食势"动作难度较小,适合于年老体弱、下肢活动不便者练习。

二十七、"打躬势"的体前屈是如何用力的?

"打躬势"要求脊柱各关节逐节做向上或向下的拔、拉运动。前屈时,要求从头部开始做逐节的前屈动作,依次地拔拉颈椎、胸椎、腰椎、骶椎各关节，由上向下逐节缓缓地牵引前屈，两腿伸直。起身时，首先是头颈部位放松，然后再由骶椎开始向上依次地牵拉腰椎、胸椎、颈椎。由下向上的牵拉要求缓缓地逐节牵引，直至身体伸直。需要注意的是，在前屈或起身时，掩耳的两掌不要有辅助的用力，而是依靠躯干主动的牵拉屈伸，前屈时要把牙关轻轻合上，起身直立后放松；两腿始终保持直立姿态，以利于脊柱向上或向下的逐节拔、拉运动。

二十八、"掉尾势"是否双手一定要触地做摇头摆尾的动作？

不一定。此式动作，难度最大的是要在身体充分前屈、双手下按的情况下左右摇摆。肢体柔韧性好的习练者，可在双手触地情况下完成摇头摆尾的动作。对于那些缺乏锻炼或身体柔韧性欠佳的习练者来说，如果强求在双手触地情况下做摇头摆尾动作，会导致手触地后不能形成抬头、挺胸、塌腰、翘臀的反弓姿势，也不能完成躯干的左右扭动，进而抹杀掉"掉尾势"的核心技术，难以取得应有的健身效果。因此，练习"掉尾势"时千万不要只追求动作的难度，而应该按照动作要领尽量去完成整个动作。

二十九、如何理解"掉尾势"的健身意义？

抬头、翘臀的反弓姿势，可伸展胸腹前的任脉，挤压刺激背后的督脉；身体躯干反复左右摇摆，又可进一步疏理任督二脉；双手十指交叉翻掌下按，可疏理调和上肢气脉。身体前屈，下肢的伸展直立，可使下肢气脉得以疏理调和。这一姿势还可强化腰背肌肉力量，改善脊柱各关节和肌肉的活动能力，并通过伸展上肢与下肢的肌肉、肌腱等组织，改善其柔韧性、灵活性，提高人体的活动能力。

三十、习练健身气功·易筋经时为何舌抵上腭？

舌抵上腭即舌头抵住上腭部位，俗称"搭鹊桥"。中医学认为，督脉循背，总督周身阳脉，为阳脉之海；任脉沿腹，总任一身阴脉，为阴脉之海；两脉各断于上腭和舌根。通过舌抵上腭可以沟通任督二脉，使经络接通、上下之气通畅，对形成"周天运转"起到极其重要的作用。"舌抵上腭"的另一作用：其一是产生溽津。唾液在古代被称为"金精玉液"。古语有云："津即咽下，在心化血，在肝明目，在脾养神，在肺助气，在肾生津，自然百骸调畅，诸病不生。"中医理论认为，津液主要有滋润、濡养的作用。现代医学研究也证明，唾液中90%是水，还含有球蛋白、黏液蛋白、氨基酸、淀粉酶、溶菌酶和各种免疫球蛋白等；一次吞入一定量较洁净的唾液，能够起到促进消化的作用。

三十一、什么是"握固"？"握固"有何作用？

"握固"是古人气功修炼中的一种手型握法。最早见于《老子·五十五》"骨弱筋柔而握固"。《抱朴子》则把握固与练功结合起来，倡导"握固守一"。《诸病源候论》提到"握固者，以两手各自以四指把握拇指"。《养性延命录》中也有"握固者，如婴儿之卷手，以四指压大拇指也"的记载。本功法"握固"的方法是要求大拇指抵掐无名指根节内侧，其作用主要是调节人体的肝胆之气，对具有藏血、疏泄功能的肝脏起到相应的调节作用。

三十二、习练健身气功·易筋经为何要求刚柔相济、用力适度？

健身气功·易筋经主要是以"拔骨"运动达到"抻筋"目的，所以要求导引动作要做到有"刚"有"柔"，刚柔相济，用力适度。所谓"刚"，是指在动作定势终点时，加强相关肌肉的用力，使相应关节周围的韧带、肌肉得到伸展。如"出爪亮翅势"的"展肩扩胸"，可以使肩关节周围韧带和肌肉得到充分牵拉抻扯，起到畅通经络、疏通气血、改善肩部柔韧性的目的。所谓"柔"，是指在动作过程中有关身体部位和关节的充分放松，如"出爪亮翅势"手臂回收时，要求松腕、沉肩、坠肘，利于肩、肘、腕等关节肌肉的血液循环，使习练者动作协调连贯、身心放松，从而有益于习练者身心的调养。动作的"刚柔相济"，有张有弛，可使两者之间呈现对立统一的辩证关系，使习练者阴阳平衡。反之，练习中如果不强调"刚柔相济"，会导致习练者动作机械僵硬，影响呼吸自然，产生憋气或气促等现象，还会破坏宁静的心境状态。对于颈肩腰腿痛患者而言，蛮硬用力就如同使用粗暴的按摩手法，容易诱发患者病症复发等不良反应。所以，在功法练习中必须用力适度，不可用蛮力、硬力，否则适得其反。

三十三、习练健身气功·易筋经为何要求形神合一？

古语云"神为形之主，形乃神之宅"，也就是说人的思想、意识是身形的"主宰者"，而人的身形则有如思想、意识的"房舍"，"主宰者"与其"房舍"是不能分开的，两者是相互联系、互相促进的统一体。健身气功·易筋经锻炼的目的是使习练者身心健康，所以锻炼中要求习练者心平气和，思想、意识存驻于体内，避免出现注意力不集中、意识涣散的身心分离现象，从而达到形神合一的境地。

三十四、健身气功·易筋经练习为何强调练养相兼？

健身气功·易筋经中的"练"是指练功中的调心、调息、调身练习；"养"主要是指练习后日常生活中对身体的保养，包括心理调节、平衡膳食、起居有常、适应环境、房事调节、劳逸有度和适度进补等。它们的目的都是为了调节心神、增强体质、预防疾病，延年益寿。"练"可以促进思想平静、经络畅通、全身气血的运行和身体机能的提高。"养"则可以帮助和巩固练习效果，且可以帮助习练者达到心理、生理和社会心理的和谐，光练不养难以取得好的效果，这是符合世界卫生组织关于"健康，不仅是身体上的良好，而且还包括精神的以及社会的安宁状态"要求的，所以健身气功·易筋经锻炼不仅重视练，也重视养，并强调以养为先。

三十五、健身气功·易筋经习练如何把握"松"与"紧"的关系?

松,是指中枢神经系统、肌肉、关节以及内脏器官的放松。紧,是指适当用力,抻拉筋骨,且缓慢进行。松,须贯穿于健身气功·易筋经练习的始终;紧,主要体现在每一式动作定势时的一瞬间。"松"与"紧"是辩证统一的。本功法的肢体动作均是在舒缓中进行,肢体动作的转换要求为圆活连贯、渐进性变换,绝没有爆发式的用力或放松。由此可见,紧、松或刚、柔的转化应是一个逐渐变化、过渡的过程。如"倒拽九牛尾势"中伸展手臂的动作,用力是逐渐由小到大;而屈曲手臂关节的动作,用力则是逐渐由大变小、由"紧"变"松"。这样就能做到用力而不僵、放松而不泄,达到阴阳平衡、练中有养、养练结合的目的。

三十六、健身气功·易筋经习练中如何调心?

调心,是指习练者通过自我调节心理活动,使之不受外界因素干扰,避免杂念影响练功。调心贯穿在易筋经整个练功阶段之中,但每个阶段的侧重点有所不同。初学时,主要关注功法动作规格,并不时调整使身体放松;动作熟练之后,主要关注呼吸与动作的配合,以及意守身体某个部位,如丹田、命门;在呼吸与动作高度协调之后,意念关注点在于整体性,排除杂念,入静养神。具体方法有:第一,"以一念代万念"的意守。即摄心归一、专其一处，把意念集中到某一处相守而不离，借以排除胡思乱想的杂念。本功法意守常用的身体部位有丹田、命门、涌泉、百会等。第二，"以念制（治）念"的存想。把注意力集中或存放在预前已设定好的"目标"上，来不断排除"杂念"，从而达到练功的要求和目的。本功法中常见的存思观想法有注意动作姿势、注意呼吸（如数息法、随息法、听息法等）、注意特定事物法（如推窗、排山、字句、音乐等）。

三十七、健身气功·易筋经如何做到三调合一？

健身气功·易筋经的"三调合一"，并非是调身、调息、调心三者之间的简单合并与归整，也不可能一蹴而就，而是需要分阶段、分层次地融会贯通，循序渐进、持之以恒地逐渐达成。首先是以"调身"为主的练功时期。易筋经练习的本质是对身心的一种训练，而身体动作是其训练过程的初级层次。因此，习练者首先要对易筋经功法的"形"进行认识和学习，通过对功法外部形态的感知、理解和初步实践，以调其身合乎练功要求。其次是以"调息"为主的练功时期。经过对易筋经功法外部形态的不断认识和实践，非常熟练于功法动作后，必定要有意识地增加与呼吸的配合。在这个练功时期，"三调"只能算是协作，因为在此时期习练者是有意识、主动增加了意念、呼吸而带动"身""心"的协同配合。因为意念、呼吸方法的糅入，配合功法肢体动作，会使习练者感觉身心较为轻松。再者是以"调心"为主的练功时期。"息数停匀，则心亦渐定"。当"调息"纯熟以后，动作、呼吸、意念已高度协调，不假思索便浑然一体。此时习练者进入以"调心"为主的练功时期，要求练功时精神放松、情绪安定、消除杂念，并在意识的引导下进行机体内部功能的调整。从开始关注呼吸到意守某个部位，逐渐到关注人的整体性，最后达到"意动同生而相随"，这是一种"有意似无意""自然而然"的三调合一的身心境界。

三十八、健身气功·易筋经是否能单个动作练习？一天练习几遍合适？

健身气功·易筋经是一个完整的套路式健身功法，既可以整套锻炼，也可根据个人身体情况、练习目的与需求等进行单个动作的练习，还可在整套练习中针对某个动作增加练习的次数。根据《易筋经》记载，要求初练者"日行三次"为宜，即早、中、晚三次。众所周知，现代生活节奏与古时已有极大变化，让现代人按照古之要求每天练习三次，恐怕很少有人能够真正做到，且古人练功是为功夫，今人练功是为健身养生，追求的目标不同，习练安排也应不一样。广大群众实践和科学测试表明，每天习练一次并长期坚持，即能获得较好的身心健康效果。如习练者锻炼时间充裕，身体素质也较好，一日数次练习当然更好；倘若习练者时间较少或体质较弱，一天锻炼一次，只要能够坚持也非常好。值得提醒的是，每次练习并不是越多越好，还要把握好运动量的适度。如果练功后感到身体舒适、心情愉悦；或稍有疲劳感，但第二天能恢复，说明练习的负荷量是合理的。如练功后身体有不舒适的感觉，甚至不想再运动，说明身体已处于疲劳状态，练习的负荷过大了，这就需要及时调整到适宜的负荷。对慢性疾病或运动功能障碍的习练者来说，可以采用分散练功的方法，即每次练功时间可不长，但可以每天不同时间段多练几次，从而避免过度劳累或影响健康。

三十九、习练健身气功·易筋经配合音乐有何作用？

音乐是反映人类现实生活情感的一种艺术，通过优美的旋律和节奏节拍的变化，可以给人情绪感染和美的享受。如旋律雄壮、节奏激烈、有力的音乐具有兴奋作用，而旋律优美、节奏舒缓、力度较弱的音乐具有镇静作用。健身气功·易筋经的伴奏音乐为中国民族古典音乐，音乐旋律舒缓平和，曲调婉转悠扬，有助于消除习练者的身心紧张和烦躁情绪，促使习练者身体放松、心境平和，以更好、尽快地进入练功状态。

四十、健身气功·易筋经适合什么样的人群习练？

健身气功·易筋经动作简单、易学好练，健身作用明显，既适合青少年群体锻炼，也适合中老年群体练习。但是，对于急性颈肩腰腿疼痛患者、长期疾病患者、局部炎症（发热红肿症状）等人群，应在医师指导下练习。

四十一、什么样的身心状态下不宜习练健身气功·易筋经？

心中有大事或急事，一时还难以放下时不宜练功；情绪起伏较大，在激动或动情之中不宜练功；激动或动情之事已过，但思想仍不能集中时不宜练功；激烈运动后，身心未平静不宜练功；身心过度劳累的情况下不宜练功；饥饿、饱食、酗酒后不宜练功。

四十二、吃饭前后是否能习练健身气功·易筋经？

一般不宜，尤其是饮酒后切忌习练。因为饭前人体血糖值处于较低点，而在低血糖的情况下锻炼，尤其是中老年人，容易引起恶心，甚至昏厥等不良反应，不利于习练者的身体健康。饭后人体内的血液处于重新分配状态，体内血液大量聚集于肠胃消化系统以消化、吸收食物，此时练习，血液会因运动的需要转移到人体肌肉等运动系统中，从而影响消化系统对食物的消化吸收，长期下去易导致消化系统疾病的发生。

四十三、习练健身气功·易筋经前是否能做剧烈运动？

不适宜。虽然健身气功·易筋经锻炼与其他的体育运动有相同之处，都是以身体活动为主要运动形式，具有一定的运动强度和负荷。但是，健身气功·易筋经要求习练者身体、心理和呼吸三方面要协调统一，强调在身心放松的状态下进行锻炼。如果习练者不能很好地进入这种状态，就很难获得较好的健身效果。在刚完成剧烈运动时，如晨跑、爬楼梯、广场舞等，应待身心平静后再进行健身气功·易筋经的锻炼。这样一方面可使身体得到适当休息，避免运动损伤；另一方面让身体由亢奋逐渐归于平静，利于进入心平气和的练功状态。

四十四、冬天早晨太阳尚未出来就起床练功是否科学？

不科学。冬季比较寒冷、干燥、多风，容易诱发习练者特别是中老年人产生多种疾病，或造成直接损伤。如寒冷很容易引发中老年者的肩腿痛，因为随着年龄的递增，人体的气血逐渐衰败，各种器官开始老化，颈、肩、腰、腿等骨关节也随之发生退行性变化。当气候寒冷时，人体外周血液循环迅速下降，血液大量回流脏腑，以保持体温恒定抵御外寒，而此时由于骨关节部位血液循环不良，淋巴回流受阻，导致局部体温下降，从而引发或加重颈、肩、腰、腿骨关节炎的病症。再者，寒冷和干燥的空气容易降低人体呼吸系统的免疫力，导致局部抗病能力下降，诱发上呼吸道感染、急慢性气管炎、肺炎、哮喘等疾病。此外，寒冷的刺激还会使交感神经的张力增高，导致人体外周血管收缩，血压增高，心率加快，心脏负荷加重，心肌缺血，血小板凝聚，血液黏稠度加大，血流缓慢，容易引发心肌梗死、高血压、脑血栓、脑溢血、心绞痛等疾病。从中医理论来看，风邪飙急滑利，容易犯肺，也会引发老年虚弱人群肺部疾患。所以，在冬季寒冷风大的早晨，一般不适宜进行锻炼。

四十五、习练健身气功·易筋经是否需要选择方向？

本功法对练功朝向无特别要求，习练者可根据个人实际情况灵活选择。一般来说，选择视线开阔，在视线之内没有繁杂干扰的方向比较适宜，这样利于创造良好心境。如在早晨练习，可选择面向太阳的方向，也可选择南北朝向；在阳光强烈、风沙较大时练功，要注意避风、避阳。此外，由于地球有磁场，人体自身也有磁场，选择南北朝向练功，可以使习练者自身磁场与地球磁场达到和谐一致，利于取得好的练功效果。

参考文献

[1] 高大伦.张家山汉简《引书》研究［M］.成都：巴蜀书社，1995.

[2] 陶弘景.养性延命录［M］.北京：中华书局，2011.

[3] 孙思邈.千金方［M］.刘清国，等，校注.北京：中国中医药出版社，1998.

[4] 张君房.云笈七签［M］.北京：中华书局，2003.

[5] 周伟良.《易筋经》四珍本校释［M］.北京：人民体育出版社，2011.

[6] 梁士贤.全图易筋经［M］.上海：上海书店据大文堂藏板影印，1988.

[7] 来章氏.易筋经［M］.北京：中国中医药出版社，2015.

[8] 周述官.增演易筋洗髓内功图说：卷二（少林真本）［Z］.1930.

[9] 周潜川.气功药饵疗法与救治偏差手术［M］.太原：山西人民出版社，1959.

[10] 崔乐泉.中国古代体育文化源流［M］.贵阳：贵州民族出版社，2011.

[11] 郑若曾.江南经略：卷八下［M］.上海：上海古籍出版社，1990.

[12] 唐豪.旧中国体育史上附会的达摩［M］//中华人民共和国体育运动委员会运动技术委员会.中国体育史参考资料：第四辑.北京：人民体育出版社，1958.

[13] 国家体育总局健身气功管理中心.健身气功·易筋经［M］.北京：人民体育出版社，2003.

[14] 国家体育总局健身气功管理中心.健身气功社会体育指导员培训教材［M］.北京：人民体育出版社，2007.

［15］中国健身气功协会.走进健身气功［M］.北京：北京体育大学出版社，2006.

［16］国家体育总局健身气功管理中心.四种健身气功健身效果研究［M］.北京：人民体育出版社，2007.

［17］吴少祯.诸病源候论［M］.北京：中国医药科技出版社，2011.

［18］夏双全.中华气功学［M］.武汉：C.S科技开发中心，1985.

［19］王芗斋.拳道中枢站桩功［M］.大同：大同市大成拳研究会，1986.

［20］张其成.北京养生文化［M］.北京：求真出版社，2010.

［21］陈来.中华文明的核心价值——国学流变与传统价值观［M］.北京：三联书店，2017.

［22］樊临虎.体育教学论［M］.北京：人民体育出版社，2002.

［23］黄签名.体育价值论［M］.北京：人民体育出版社，2012.

［24］苏培庆，郑民，崔华良.中医养生文化基础［M］.北京：中国中医药出版社，2015.

［25］孙广仁，郑洪新.中医基础理论［M］.北京：中国中医药出版社，2010.

［26］林中鹏.中华气功学［M］.北京：北京体育学院出版社，1988.

［27］张汇敏.健身气功干预老年人衰老性肌萎缩［D］.武汉：武汉体育学院，2016.

［28］周凯.健身气功·易筋经对中老年女子健身效果的实验研究［D］.西安：西安体育学院，2014.

［29］靳雪钰.健身气功·易筋经对中老年男子部分生理、生化指标的实验研究［D］.西安：西安体育学院，2016.

［30］褚红军.健身气功·易筋经对散打运动员运动性心理疲劳恢复效果的探究［D］.上海：上海体育学院，2014.

［31］王广兰.传统和精编健身气功·易筋经对自主神经系统的影响及表面肌电研究［D］.武汉：武汉体育学院，2009.

［32］刘芳.健身气功·易筋经改善类风湿关节炎患者患肢功能的研究［D］.北京：北京体育大学，2013.

[33] 涂富筹.健身气功·易筋经对神经根型颈椎病的干预和机理研究[D].南京：南京中医药大学，2009.

[34] 黄德真.健身气功·易筋经防治骨质疏松症的临床和机理研究[D].南京：南京中医药大学，2009.

[35] 周月媛.新编易筋经延缓女性人体衰老的影响[C]//中国体育科学学会运动生理与生物化学分会.2014年中国运动生理生化学术会议论文集.中国体育科学学会运动生理与生物化学分会，2014：1.

[36] 任超学，马艳，赵亚琼，等.6个月健身气功·易筋经锻炼对中老年女子身体机能的影响[C]//中国体育科学学会运动生理与生物化学分会.2014年中国运动生理生化学术会议论文集.中国体育科学学会运动生理与生物化学分会，2014：2.

[37] 石爱桥，项汉平，等.健身气功·易筋经新功法的编创及其成效初探[J].武汉体育学院学报，2005.

[38] 石爱桥，陈晴，雷斌，等.易筋经源流考略[J].体育文化导刊，2003（11）.

[39] 冯毅翀，邱文梅，钟国林，等.易筋经抗衰老临床研究[J].新中医，2013，45（8）：106-107.

[40] 张彩琴，于玲玲.健身气功·易筋经与大学生心理健康关系的研究[J].内蒙古师范大学学报：教育科学版，2010，23（9）：140-143.

[41] 王广兰，石爱桥，项汉平，等.练习新编前后"健身气功·易筋经"对自主神经系统的影响[J].武汉体育学院学报，2009，43（7）：41-45.

[42] 赵克勇，张颖.易筋经对人体机能的影响（综述）[J].咸宁学院学报，2009，29（6）：136-137，141.

[43] 苏玉凤，刘晓丹.健身气功·易筋经锻炼对老年人身体机能和血脂的影响[J].南京体育学院学报：自然科学版，2012，11（2）：27-29.

[44] 石爱桥，项汉平，张明亮，等.健身气功·易筋经新功法的编创及其成效初探［J］.武汉体育学院学报，2005（4）：47-49.

[45] 宋金超.健身气功易筋经、八段锦锻炼对老年人群综合健康的影响研究［D］.成都：成都体育学院，2012.

[46] 曹云，杨慧馨.新编健身气功与健康促进研究综述［J］.哈尔滨体育学院学报，2014，32（3）：93-96.

[47] 张旭，石爱桥.易筋经，练之有道［J］.中医健康养生，2016（10）：14-15.

[48] 余忠舜，沈建丽.从"三调合一"的效果中论健身气功的发展前景［J］.体育世界：学术版，2015（4）：71-72.

附录一　人体经络穴位图

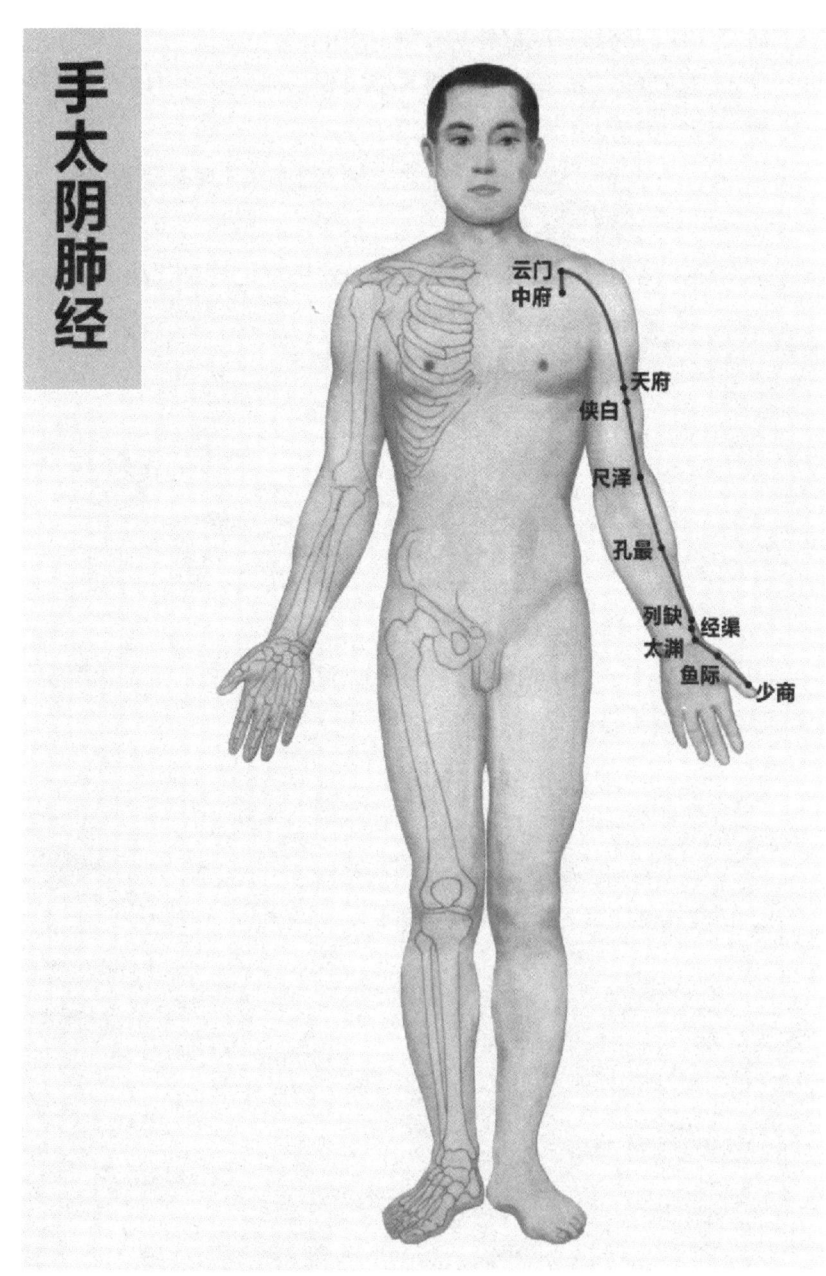

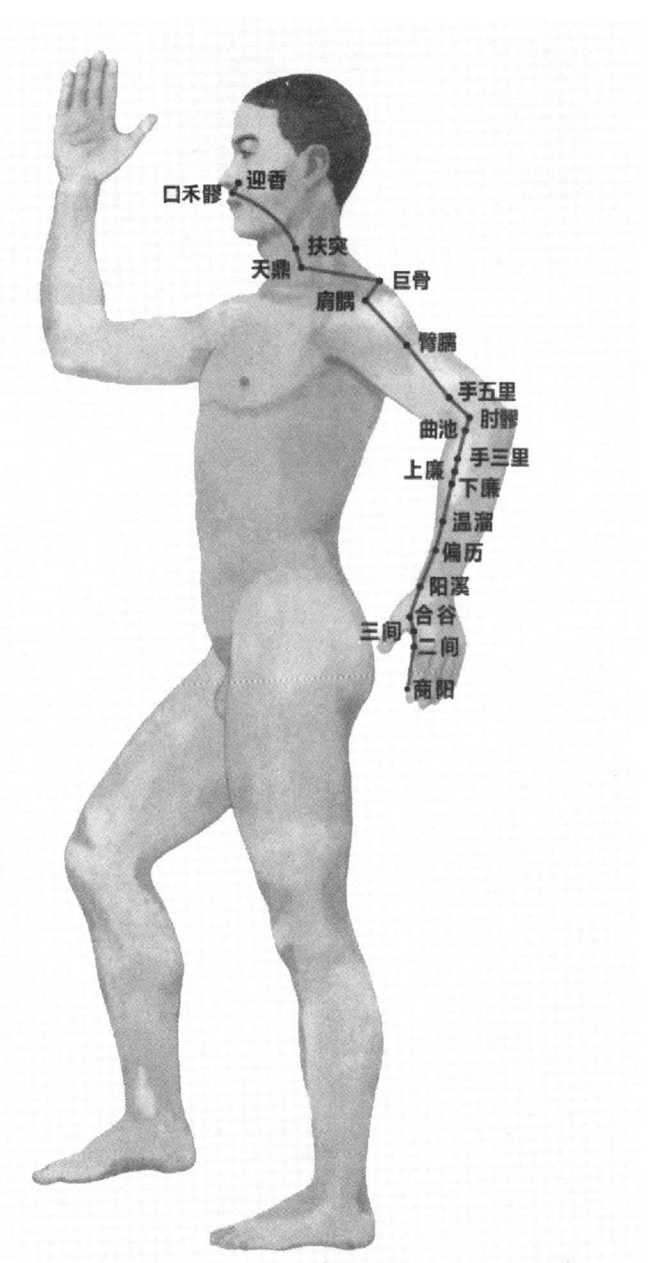

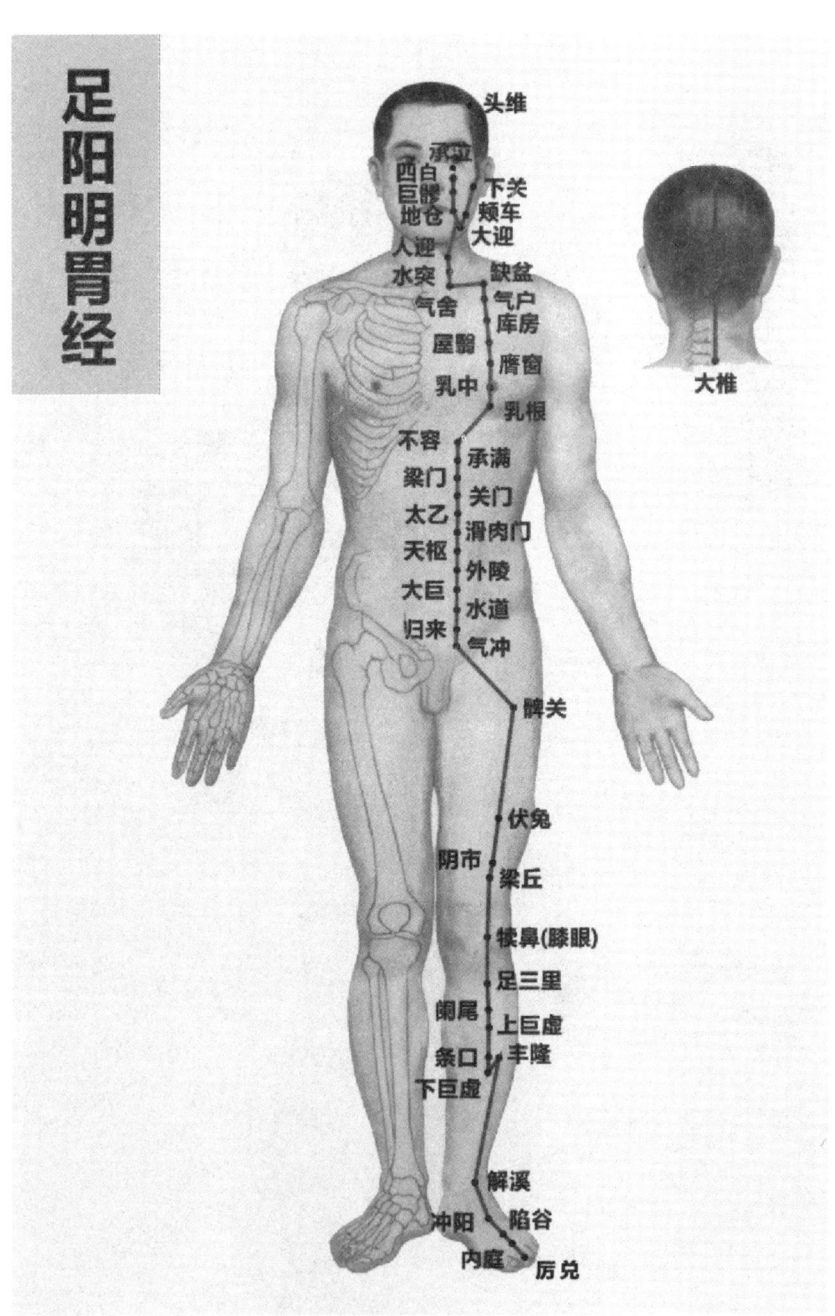

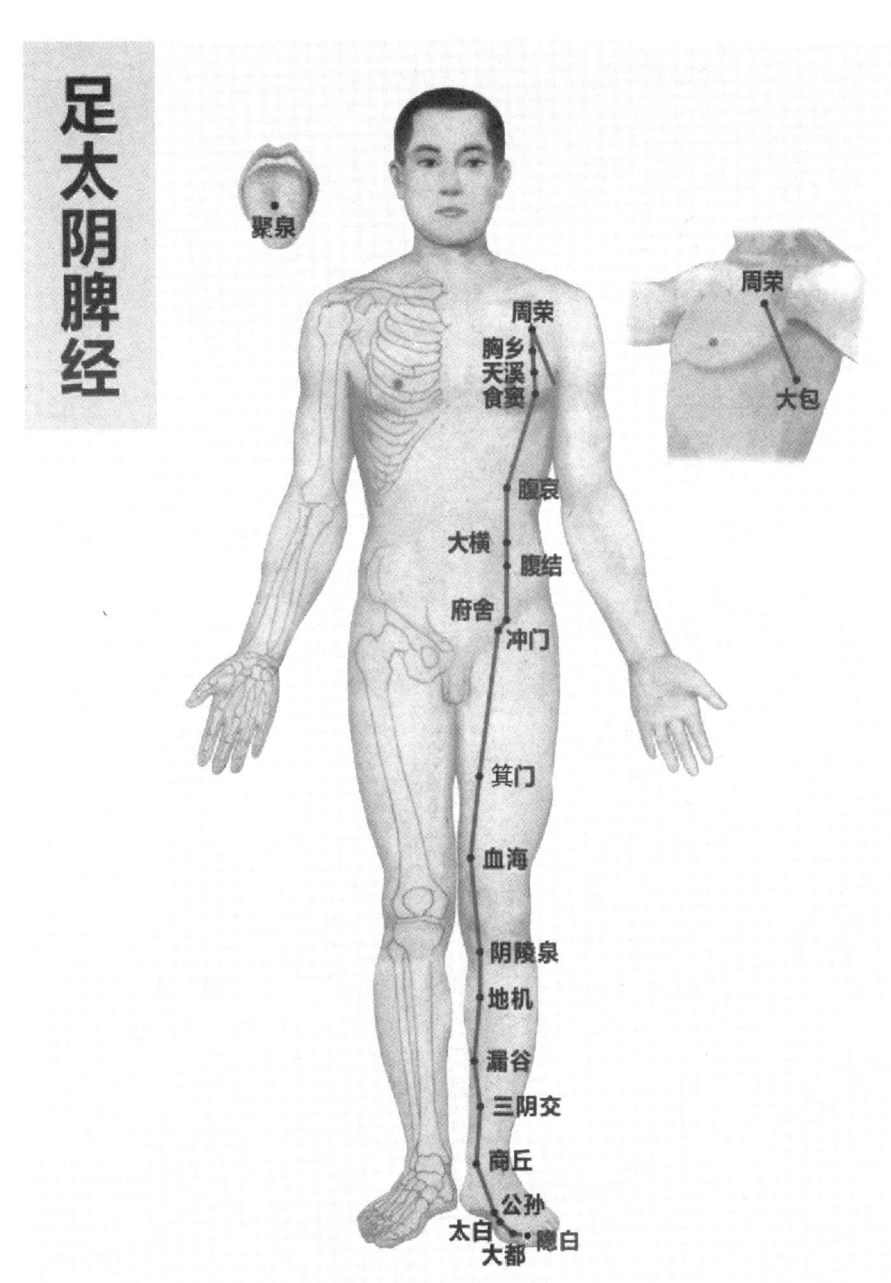

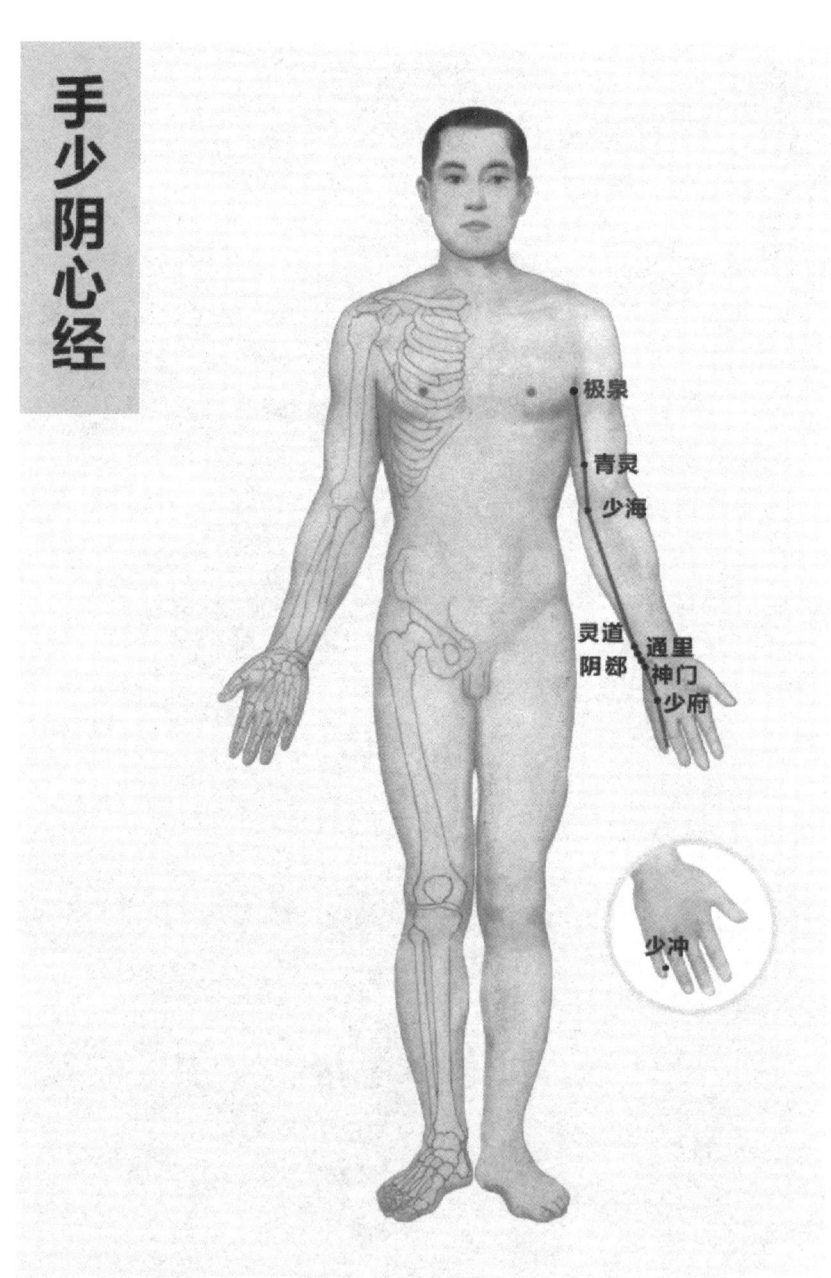

手太阳小肠经

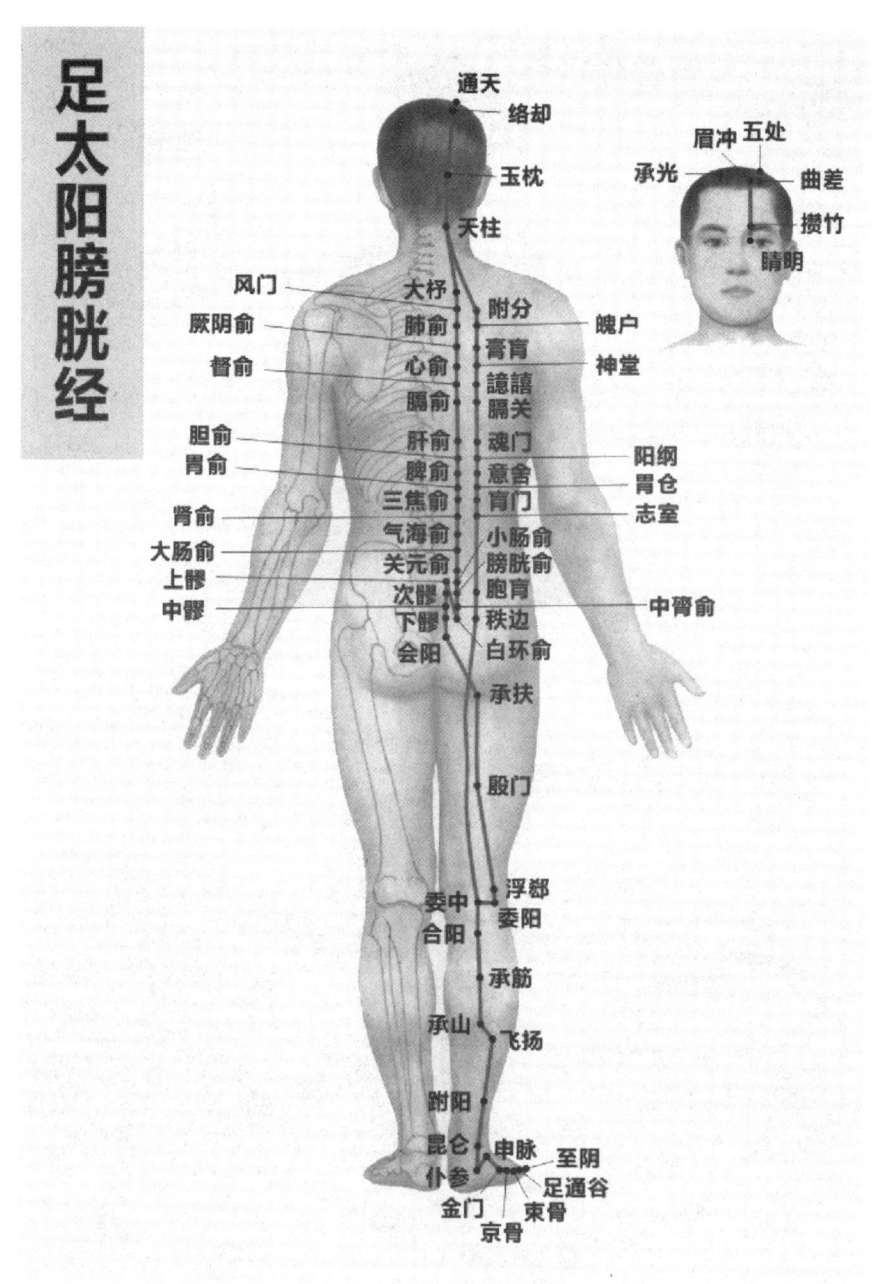

足少阴肾经

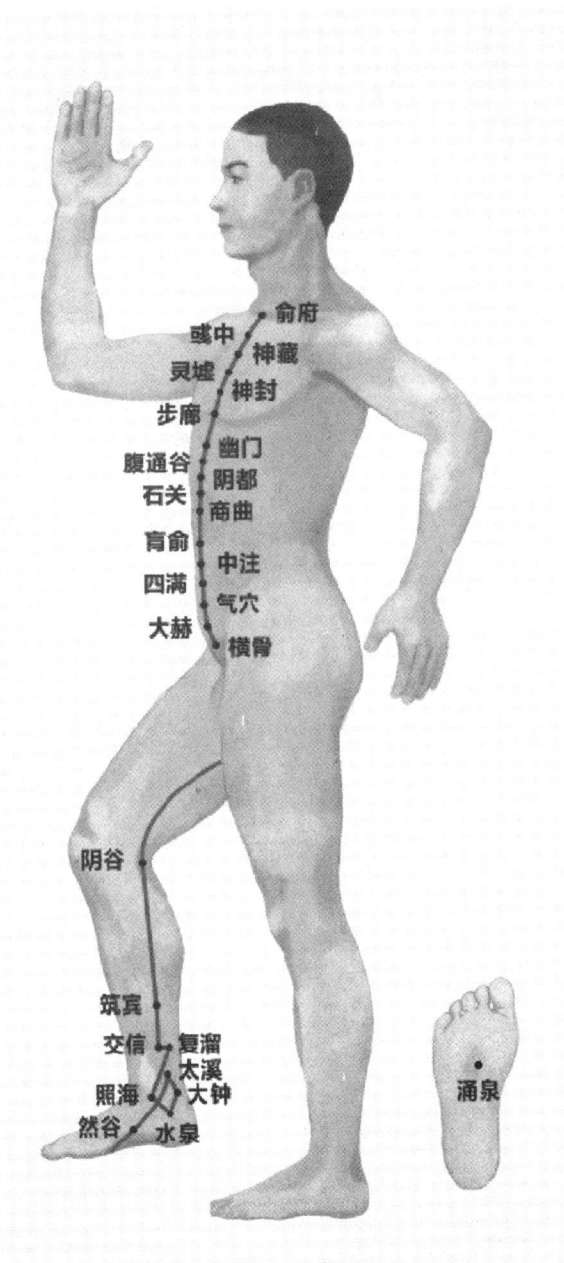

手厥阴心包经

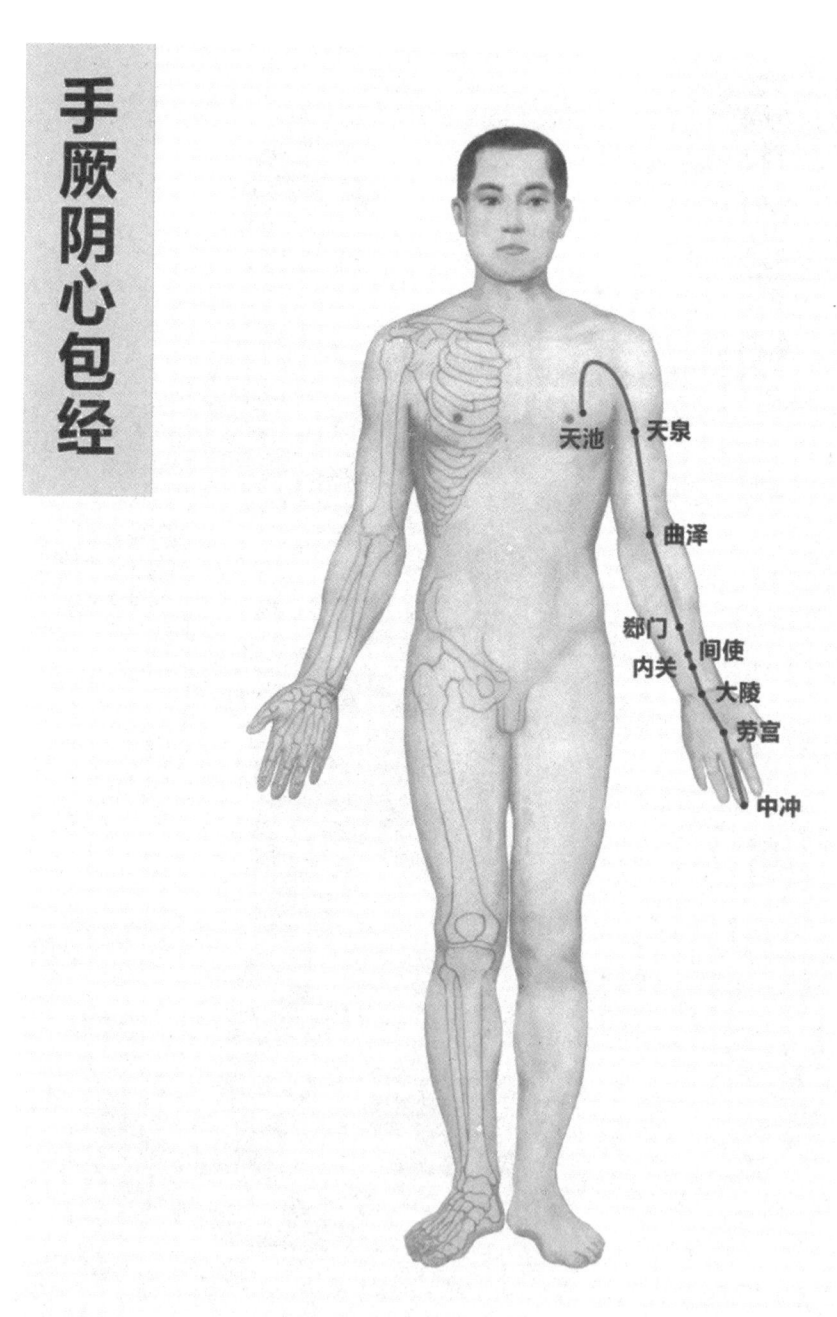

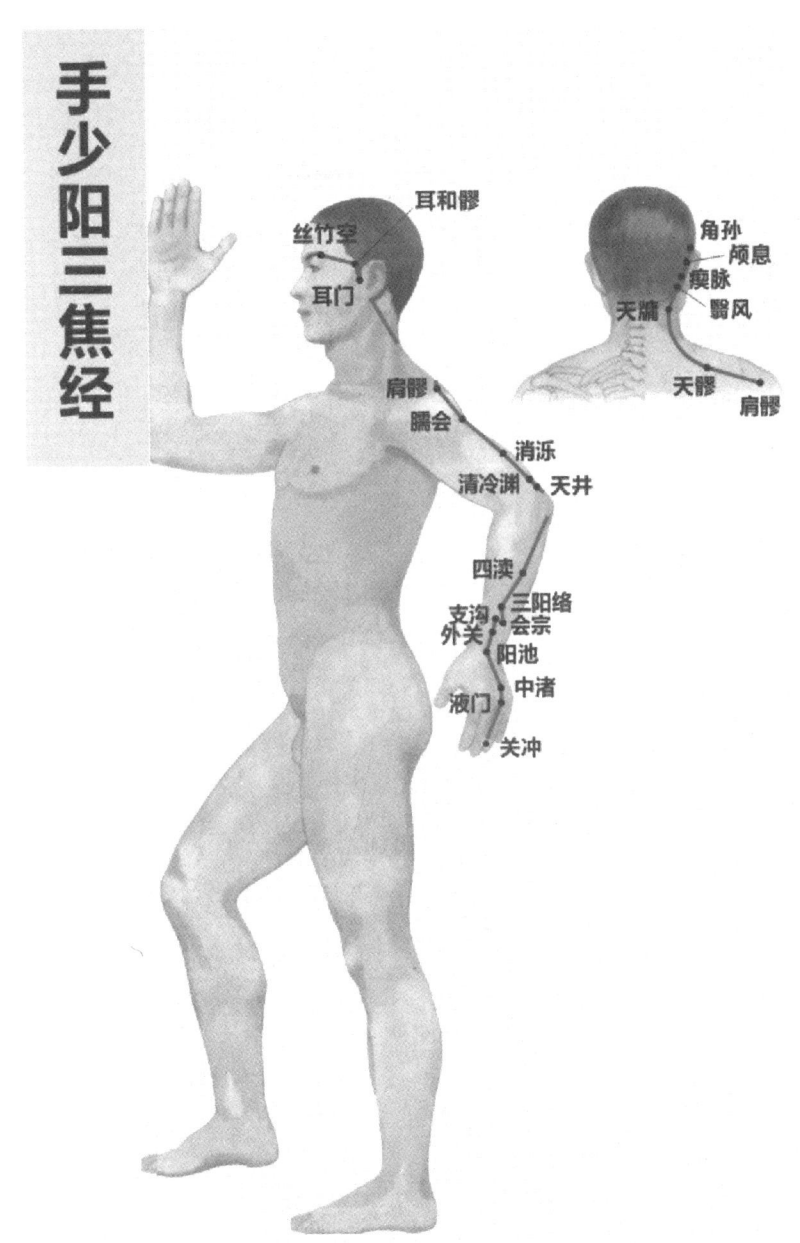

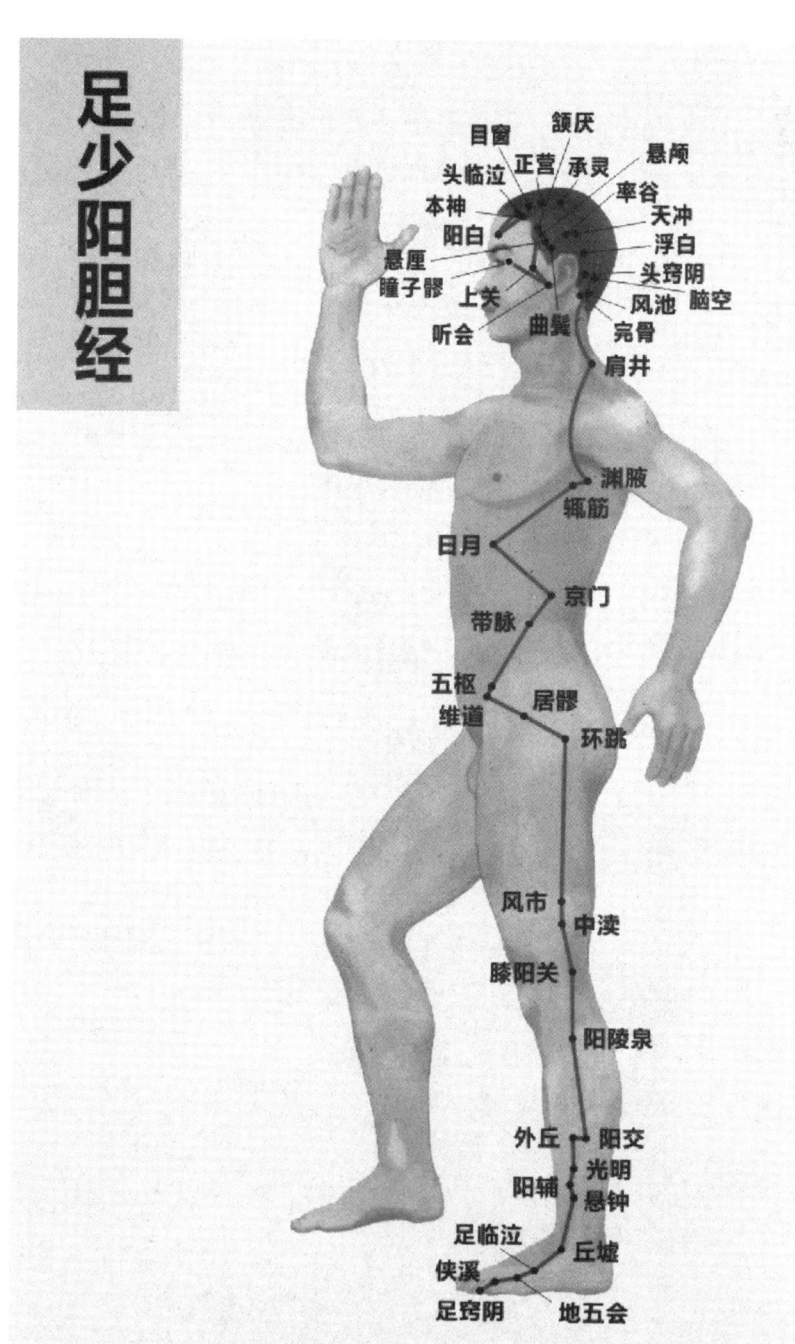

足厥阴肝经

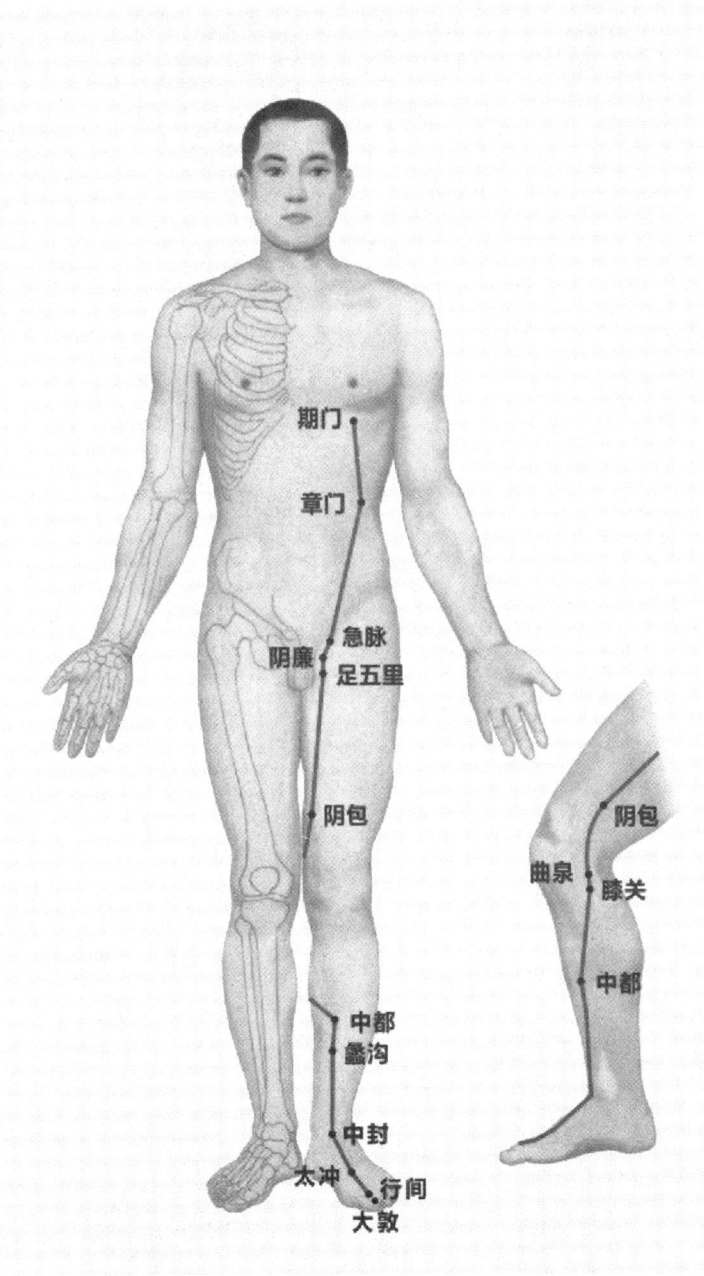

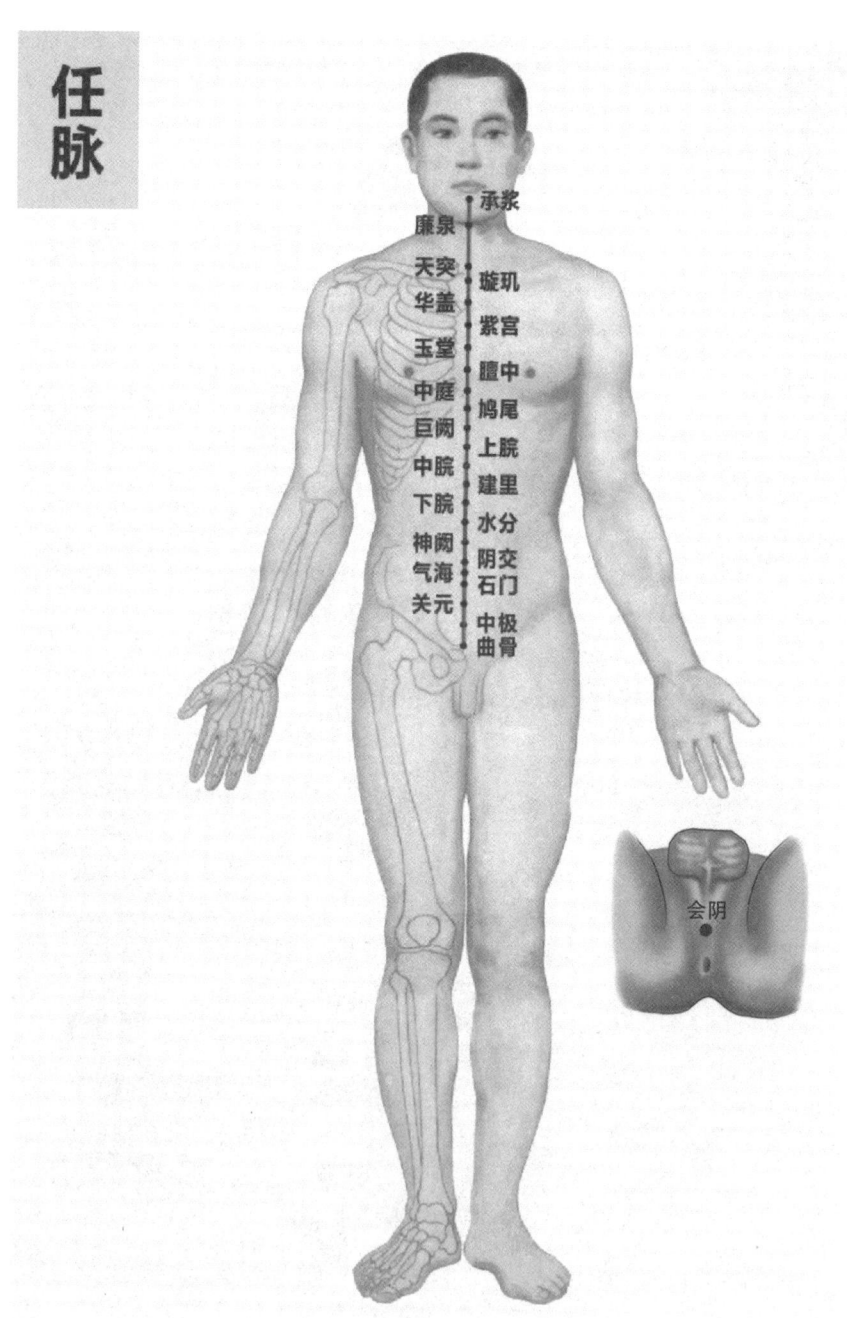

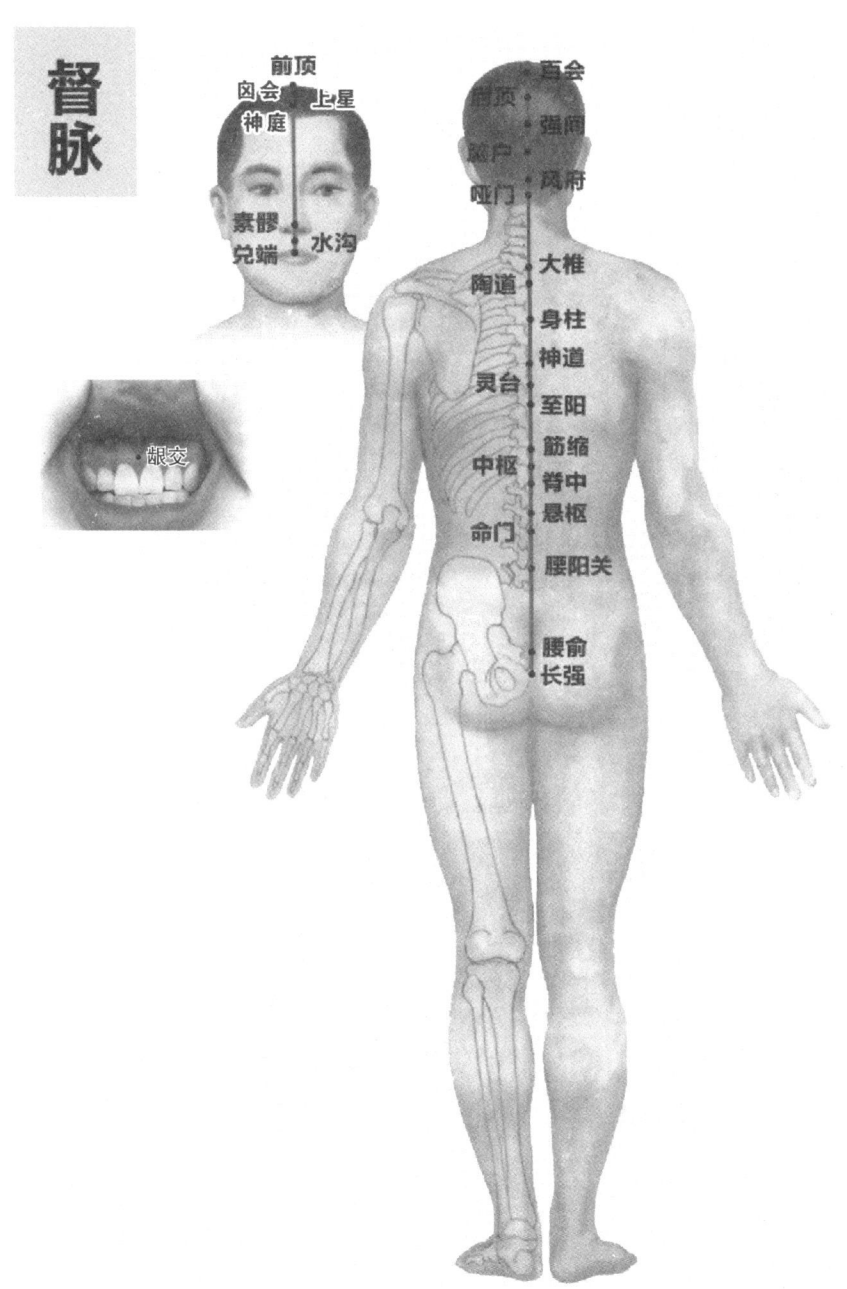

附录二　人体脏腑图

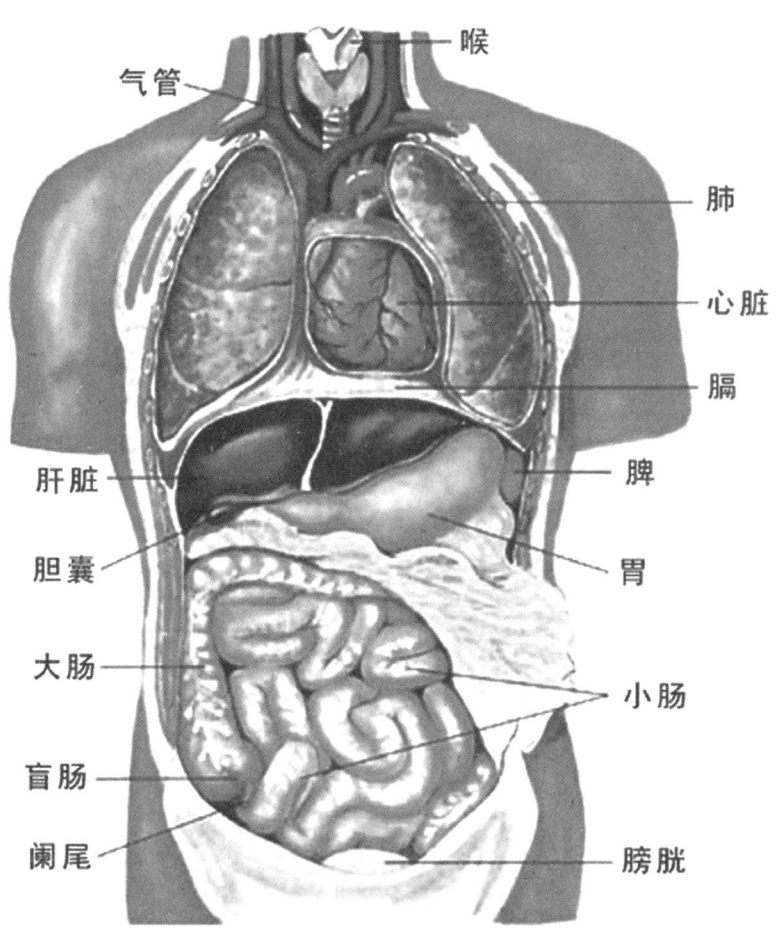

附录三　人体浅层肌肉图

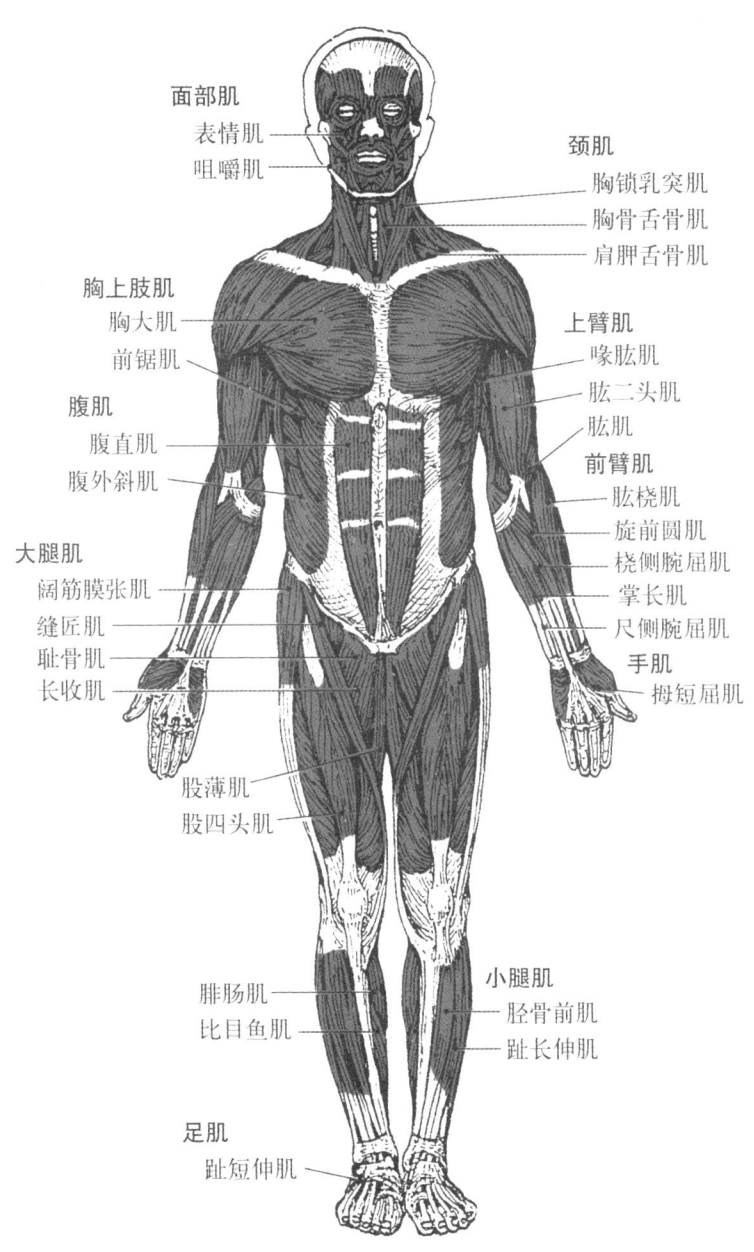

全身浅层肌肉（前面）

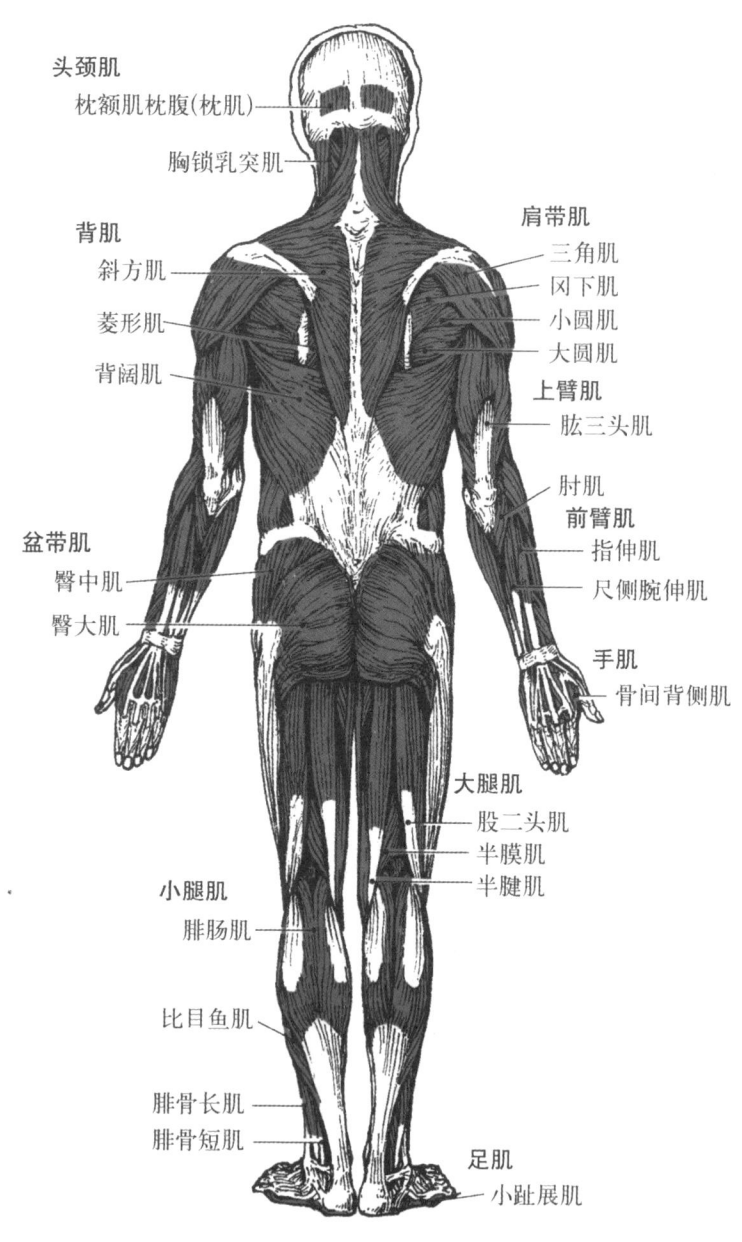

全身浅层肌肉（背面）

附录四　人体骨骼图

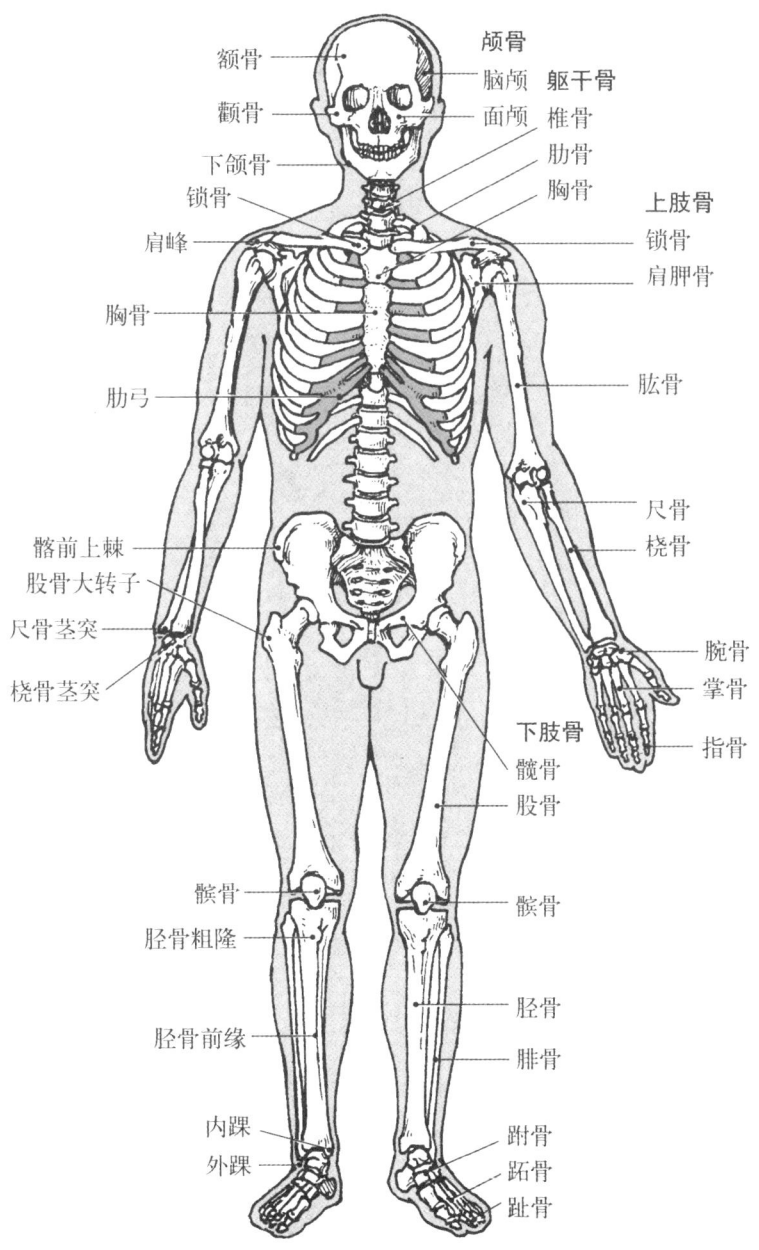

全身骨骼（前面）

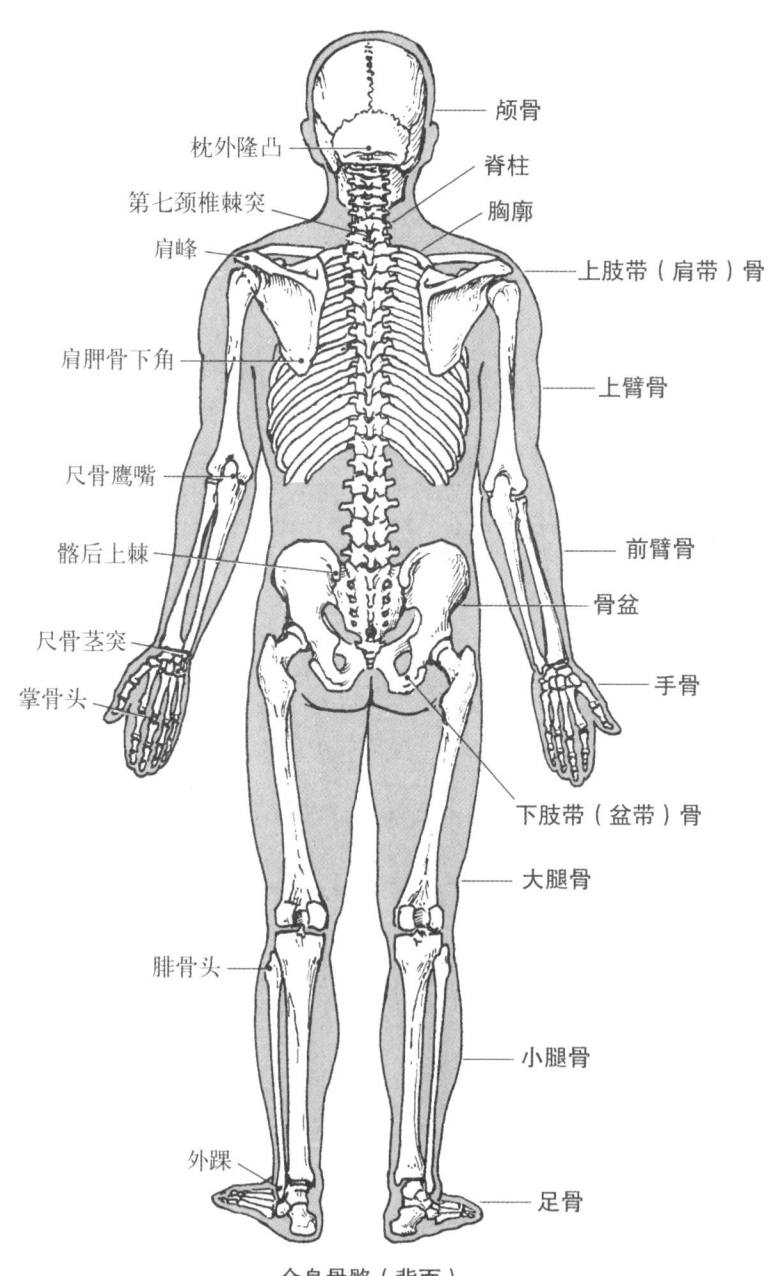

全身骨骼（背面）